CORRENTE ALTERNATIVA

Editora Appris Ltda.
1.ª Edição - Copyright© 2023 das autoras
Direitos de Edição Reservados à Editora Appris Ltda.

Nenhuma parte desta obra poderá ser utilizada indevidamente, sem estar de acordo com a Lei nº 9.610/98. Se incorreções forem encontradas, serão de exclusiva responsabilidade de seus organizadores. Foi realizado o Depósito Legal na Fundação Biblioteca Nacional, de acordo com as Leis nºs 10.994, de 14/12/2004, e 12.192, de 14/01/2010.

Catalogação na Fonte
Elaborado por: Josefina A. S. Guedes
Bibliotecária CRB 9/870

L256c
2023
	Landgraf, Leila
	    Corrente alternativa / Leila Landgraf, Hedna Bricio Silva. – 1. ed. – Curitiba : Appris, 2023.
	    159 p. ; 23 cm.
	
	    ISBN 978-65-250-4387-6
	
	    1. Autismo. 2. Autismo em adolescentes. 3. Habilidades sociais. 4. Transtorno do espectro autista. I. Silva, Hedna Bricio. II. Título.
	
	                                                    CDD – 616.8588

Livro de acordo com a normalização técnica da ABNT

Appris
editora

Editora e Livraria Appris Ltda.
Av. Manoel Ribas, 2265 – Mercês
Curitiba/PR – CEP: 80810-002
Tel. (41) 3156 - 4731
www.editoraappris.com.br

Printed in Brazil
Impresso no Brasil

Leila Landgraf
Hedna Bricio Silva

CORRENTE ALTERNATIVA

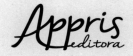

FICHA TÉCNICA

EDITORIAL	Augusto V. de A. Coelho
	Sara C. de Andrade Coelho
COMITÊ EDITORIAL	Marli Caetano
	Andréa Barbosa Gouveia - UFPR
	Edmeire C. Pereira - UFPR
	Iraneide da Silva - UFC
	Jacques de Lima Ferreira - UP
SUPERVISOR DA PRODUÇÃO	Renata Cristina Lopes Miccelli
ASSESSORIA EDITORIAL	Letícia Campos
REVISÃO	Camila Dias Manoel
PRODUÇÃO EDITORIAL	Nicolas Alves
DIAGRAMAÇÃO	Bruno Ferreira Nascimento
CAPA	Eneo Lage

Dedicamos este livro a todos os componentes do grupo Corrente Alternativa e grupo S.T.A.R. que se despiram de suas crenças, buscaram nas memórias lembranças dolorosas e confiaram às psicólogas Leila Landgraf, Hedna Bricio e Thais Medella a publicação de suas histórias.

À família que permitiu a exposição dos relatos no intuito de ajudar outras pessoas.

Um livro para ajudar profissionais da saúde, educação e famílias que ainda buscam "formas" de entender um cérebro ativado e muitas vezes com habilidades incríveis.

A você, que vai ler este livro, esperemos que faça uma reflexão maior sobre a realidade de cada ser humano autista que passa, passou ou passará na sua trajetória de vida, estreitando as relações de compreensão, autonomia e maior harmonia.

Com carinho especial,
Leila, Thais e Hedna

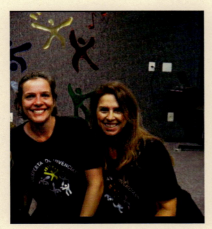

Thais Medela e Leila Landgraf

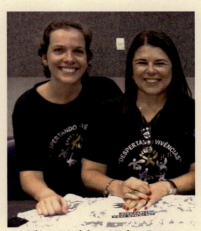

Thais Medela e Hedna Bricio

TRAJETÓRIA

Amigo é coisa para se guardar
No lado esquerdo do peito
Mesmo que o tempo e a distância digam "não"
Mesmo esquecendo a canção
O que importa é ouvir
A voz que vem do coração.

(Milton Nascimento, "Canção da América", 1980)

Eu, Hedna Bricio, conheci a Organização Não Governamental (ONG) Despertar quando ainda era uma ideia na mente de Leila Landgraf. Vi a ideia virar um projeto e acompanhei cada novidade, cada recurso, choramos com as negativas do governo em viabilizar projetos que poderiam contribuir para o crescimento de pessoas/grupo de pessoas, vibramos com cada conquista, trabalhamos até tarde para confeccionar material psicopedagógico, levamos nossos filhos para nos ajudar com pintura, limpeza e assessorar pessoas. Hoje, continuamos a chorar, sorrir e vibrar juntas. Somos irmãs de alma e coração. Uma dupla que pensa e concretiza ideias... ideias que são tidas como ousadas ou loucas. Sim! Somos loucas que atraem outras loucas, e loucos e juntos fazemos a diferença.

Assim a ONG se mantém, assim somos reconhecidas, assim somos valorizadas, assim a VIDA fica linda, assim somos aprendizes e assim caminhamos.

Somos mulheres cuja vida nos tornou profissionais e ensinou a ver a essência da pessoa além de um diagnóstico, além de um comportamento "diferente", além de seu poder aquisitivo, além da idade, além... sempre além.

Eu sou aquela mulher a quem o tempo muito ensinou.
Ensinou a amar a vida e não desistir da luta,
recomeçar na derrota, renunciar as palavras e pensamentos negativos.
Acreditar nos valores humanos e ser otimista.

(Cora Coralina)

AO LONGO DA TRAJETÓRIA, VÁRIAS EQUIPES E PARCERIAS ACREDITARAM NESSE TRABALHO

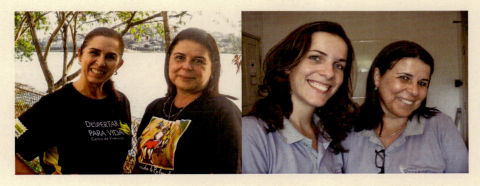

Psicólogas Leila Landgraf e Hedna Bricio   Psicólogas Thais Medella e Hedna Bricio

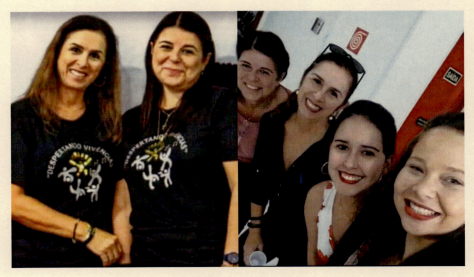

Psicólogas Leila Landgraf e Hedna Bricio   Psicólogas Hedna, Leila, Lizandra e Débora

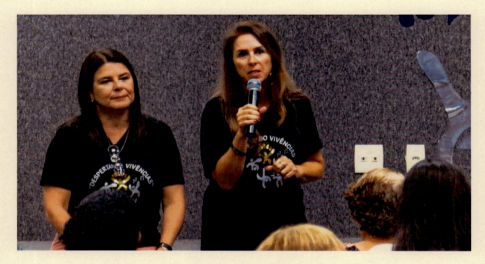

Palestra Despertando Vivências (Hedna e Leila)

Amigas? Cada uma com personalidade e essência únicas. Como não amar a diversidade da palavra "amizade"? Como não lembrar do choro de uma conquista, do choro da saudade, do choro de encontros entre AMIGAS? Amigas com significado de VIDA!!

DEPOIMENTO DA PSICÓLOGA LIZANDRA COELHO

Conheci Leila e Hedna em 2015 por meio do curso de Saúde Mental oferecido pela ONG Centro de Vivências Despertar para Vida.

Encantei-me pelo trabalho que elas estavam fazendo com o curso e com todos os projetos da ONG, que transformam a vida de diversas famílias por proporcionar acolhimento, informação de qualidade, estimulação de acordo com cada necessidade a ser desenvolvida.

A partir de 2016 comecei a estagiar na Clínica Despertar, e minha admiração por elas foi ganhando cada vez mais espaço por tudo que elas são enquanto profissionais e enquanto seres humanos. São duas mulheres fortes, potentes, muito humanas no contato com o outro, responsáveis e cheias de amor pelo que fazem.

Tenho muito orgulho de ter tido a oportunidade de aprender tão de pertinho com elas porque isso impactou profundamente a minha forma de ver o mundo, ampliou meu olhar para a diversidade e me faz acreditar cada vez mais no diferencial que a psicologia pode fazer na vida das pessoas tendo como agente profissionais com competência, ética e responsabilidade.

Com amor,
Lizandra

DEPOIMENTO DA PSICÓLOGA DÉBORA LIMA

Em 2015 iniciei a faculdade e logo no segundo período fiquei sem emprego. Não podia ficar parada, pois tinha uma faculdade para pagar; então comecei a procurar uma oportunidade de trabalho, saí distribuindo currículos, até que um chegou a Leila.

Na entrevista com ela, foi um momento mágico (podia ter filmado); ela me explicou que ali seria uma oportunidade de estágio, que me transformaria em uma boa profissional. Nesse momento agarrei essa oportunidade, pois tudo que queria era alguém que pudesse me ensinar, e foi assim.

A partir de 2016 iniciei no estágio e logo conheci Hedna, com quem também tenho a oportunidade de aprender mais a cada dia. Grudei nelas como chiclete no asfalto quente! Rsrsrs.

Eu era uma menina quando as conheci, não sabia de nada, e elas me ajudaram a crescer como profissional e ser humano.

Minha admiração por elas só foi ganhando força. Nesse tempo pude ver quanto elas são incríveis e guerreiras, fazem um trabalho lindo!

Com elas aprendo muito a ser profissional, pessoa e também forte!

Sou muito grata e orgulhosa pela oportunidade que me deram e por poder aprender com vocês. Sem elas não seria metade do que sou hoje!!

Elas acreditam no ser humano em sua essência, e o mais lindo é que fazem isso sem esperar nada em troca. É muito emocionante ver o crescimento que elas proporcionam para as pessoas.

Graças a vocês duas, hoje vejo o mundo de outra forma. Muito obrigada por tudo!

Débora

Enfim... mais um relato de vivências com pessoas incríveis!

Um livro escrito com fatos de dor, alegria e principalmente união e credibilidade. Um trecho da música "A montanha" do Engenheiros do Hawaii fala:

Nem tão longe que eu não possa ver

Nem tão perto que eu possa tocar

Nem tão longe que eu não possa crer que um dia chego lá

Nem tão perto que eu possa acreditar que o dia já chegou

No alto da montanha, num arranha-céu

No alto da montanha, num arranha-céu.

DEPOIMENTO DA PSICÓLOGA THAIS MEDELLA

Vivemos num mundo que nos atrevemos a chamar de nosso! Nosso quem?!

Pois parece que esse mundo foi tomado por aqueles que tudo sabem. Chegaram chegando... colocando regras, padrões, verdades absolutas e marginalizaram aqueles que não podiam compreender.

Determinaram o que era deles e o que era dos demais. Aos outros cabiam serem errados, errantes, desajustados, destoantes do contexto e do padrão... fora do que querem, do que gostam e do que sabem os donos do planeta.

Padronizaram os comportamentos e colocaram as pessoas em caixas muito bem rotuladas, onde quem é diferente, por mais que se dobre, se estique, se contorça, se agonize... não cabe. Então se calam, se castram, se rasgam e mesmo assim... não cabem.

Isso por que são mais, muito mais. Não se encaixam por que transbordam de autenticidade, criatividade e sinceridade.

Se ousássemos sair de nossas caixas, veríamos como o mundo é diverso e quantas coisas incríveis podemos conhecer e viver se nos permitirmos olhar sem as lentes do preconceito, do capacitismo e do julgamento.

E por isso a importância dessa união... dessa Corrente Alternativa. Corrente com elos firmados, empoderados com o autoconhecimento e com o apoio daqueles que não se sentem confortáveis nesses lugares enquadrados. Que pode nos levar a desbravar e aprender a respeitar o incrível mundo das mentes autistas.

Hoje agradeço por ter tido a oportunidade de olhar por uma fresta e ver um pouco do que esse universo pode oferecer.

E que com esse movimento vocês consigam tomar a parte do mundo que lhes é de direito.

Thais Medella

Se temos de esperar, que seja para colher a semente boa que lançamos hoje no solo da vida. Se for para semear, então que seja para produzir milhões de sorrisos, de solidariedade e amizade.

(Cora Coralina)

SUMÁRIO

1
TRANSTORNO DO ESPECTRO AUTISTA (TEA) 23
A descoberta do diagnóstico.. 23
Depoimentos de pessoas do grupo Corrente Alternativa 28
Referências.. 37
Indicações bibliográficas 38

2
VIDA ACADÊMICA.. 41
Depoimentos de pessoas do grupo da ONG Corrente Alternativa 49
Referências.. 61
Indicações Bibliográficas 63

3
HABILIDADES SOCIAIS 67
Depoimentos de pessoas do grupo da ONG Corrente Alternativa 70
Referências.. 75
Indicações bibliográficas 75

4
DROGAS 79
Depoimentos de pessoas do grupo da ONG Corrente Alternativa 85
Referências.. 90
Indicações bibliográficas 91

5
VIDA AFETIVA 95
Depoimentos de pessoas do grupo da ONG Corrente Alternativa 100
Referências...104
Indicação bibliográfica 104

6
HABILIDADES E COMPETÊNCIAS 107
Depoimentos de pessoas do grupo da ONG Corrente Alternativa 112
Referências 116
Indicações bibliográficas 116

7
MERCADO DE TRABALHO 119
Depoimentos de pessoas do grupo da ONG Corrente Alternativa 123
Referências 125

8
VIOLÊNCIA 129
Violência sexual... 133
Violência física... 134
Assédio moral 136
Capacitismo 138
Carta aberta aos leitores autistas... 142
Referências.. 144

9
DEPOIMENTOS MÉDICOS 145
Entrevista com o Dr. Rodrigo Fardin, neurologista infantil 145
Depoimento da psiquiatra infantil Fernanda Mappa............................. 153
Depoimento do psiquiatra Dr. Gabriel Bessa 154

10
COMENTÁRIOS FINAIS... 157

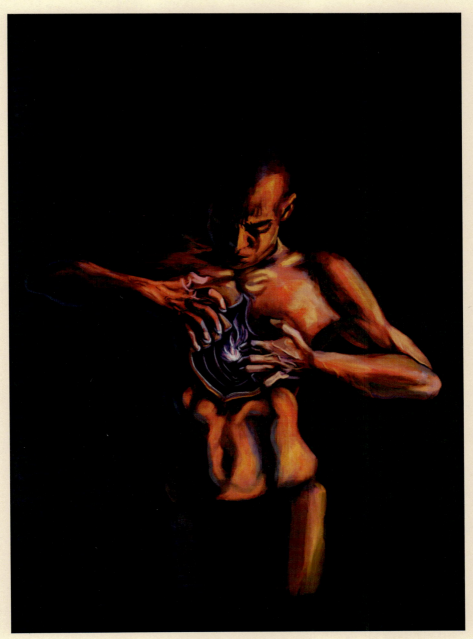

Autor: Luiz Fernando Yago

1

TRANSTORNO DO ESPECTRO AUTISTA (TEA)

A descoberta do diagnóstico

Em 2011, as psicólogas Leila Landgraf e Thais Medella iniciaram um grupo para autistas que eram atendidos na Organização Não Governamental (ONG) Despertar para Vida (CVDVIDA), o qual nessa época os três participantes — Iam, Cleberson e Tácito Fabricio — nomearam de Corrente Alternativa. Havia outros integrantes, mas aos poucos foram participando de outros afazeres e deixaram o grupo. Com a saída da psicóloga Thais Medela para outro estado, Hedna Bricio, também psicóloga, iniciou no grupo como mediadora, e permanece até os dias atuais. Aos poucos o grupo foi crescendo com a chegada gradativa de novos integrantes, sendo então necessária a divisão, ficando então: um grupo de adolescentes/jovens até os 18 anos com a psicóloga Hedna; um grupo de adultos com TEA leve com diagnóstico tardio com a psicóloga Leila; e um terceiro grupo de esposas e mães de autistas com a psicóloga Debora. Grupos heterogêneos em seus interesses restritos e na forma de enfrentar as dificuldades, mas unidos por entenderem uns aos outros, independentemente do poder aquisitivo ou da vivência social.

Trabalhamos com pessoas autistas há mais de 20 anos, e durante esse tempo descobrimos que uma pessoa com TEA não é igual a outra. Trabalhar com autistas não é usar o mesmo protocolo para todos os pacientes, é olhar o indivíduo com suas potencialidades, e não com um rótulo ou uma Classificação Internacional de Doenças (CID) de diagnóstico. CID diz respeito ao manual de classificação de transtornos mentais e de comportamento da Organização Mundial da Saúde (OMS, 1993).

Autismo? Muito se fala, e pouco se entende. Descrever sobre essa mente incrível será um prazer.

O autismo ainda não pode ser diagnosticado em laboratório, visto que antes era apenas considerado um distúrbio psiquiátrico pois não existia a possibilidade de comprovar que era uma disfunção cerebral; porém, hoje os cientistas têm avançado nas pesquisas pois já existem técnicas de visualização do cérebro, o que possibilita um maior entendimento a respeito do seu funcionamento, e levanto teorias a respeito das causas e formas de diagnosticar o transtorno. A hipótese do diagnóstico é realizada pela observação clínica e avaliação do comportamento, lembrando que estes variam de uma pessoa para outra, dadas as experiências individuais de cada ser humano com o meio socioeconômico-cultural em que vive.

Até 2012, o autismo e a síndrome de Asperger eram diagnósticos distintos, e para essa classificação usávamos como referência a quarta edição do *Manual de diagnóstico e estatística de distúrbios mentais* (DSM-IV), publicado pela Associação Psiquiátrica Americana (APA), que é uma classificação categórica que divide os transtornos mentais em tipos baseados em grupos de critérios com características definidas (APA, 1994).

O Asperger e o autismo entravam na classificação de "transtornos invasivos do desenvolvimento", tendo como característica um:

> [...] prejuízo severo e invasivo em diversas áreas do desenvolvimento: *habilidades de interação social recíproca, habilidades de comunicação, ou presença de comportamento, interesses e atividades estereotipados.* Os prejuízos qualitativos que definem essas condições representam um desvio acentuado em relação ao nível de desenvolvimento ou idade mental do indivíduo. (APA, 2003, p. 22, *grifo das autoras*).

As duas características diagnósticas principais da síndrome de Asperger, segundo o DSM-IV (APA, 1994) e o CID-10 (OMS, 1997), são um prejuízo severo e persistente na interação social (Critério A) e o desenvolvimento de padrões restritos e repetitivos de comportamento, interesses e atividades (Critério B).

Explicando de modo simples, a síndrome de Asperger não apresenta atraso na linguagem, e o autista possui atraso na aquisição da linguagem. Uma pessoa diagnosticada com o transtorno do espectro autista que tenha um leve atraso na linguagem e possua habilidade cognitiva normal é parecida ou confundida com uma pessoa com diagnóstico de síndrome de Asperger.

Vamos explicar um pouco mais sobre a síndrome de Asperger: o Instituto Nacional de Saúde dos Estados Unidos da América definia a síndrome de Asperger como uma desordem do desenvolvimento humano, caracterizada por:

- Rotinas repetitivas ou rituais;

- Peculiaridades na fala e linguagem, tais como falar de forma excessivamente formal ou de forma monótona, ou usando literalmente, figuras de expressão;

- Comportamento social e emocional inadequados e a incapacidade de interagir de forma bem sucedida com os colegas;

- Problemas com a comunicação não-verbal, incluindo o uso restrito de gesticulações, expressões faciais limitadas ou inadequadas ou um peculiar, olhar fixo;

- Falta de jeito e movimentos motores descoordenados. (AUTISM SPEAKS, 2010, p. 2).

É muito comum que pessoas com características da síndrome de Asperger tenham seu diagnóstico tardio. São pessoas com vocabulário prolixo desde a primeira infância, apresentam interesse restrito por áreas científicas (planetas, vulcões, arqueologia), crescimento adequado (sem atraso em seu desenvolvimento) e bom desenvolvimento acadêmico. Só apresentam dificuldade escolar se forem associadas a uma comorbidade [dislexia, Síndrome de Irlen (SI), Transtorno do Déficit de Atenção com Hiperatividade (TDAH)].

Os estudos sobre autismo e Asperger aprofundaram-se na tentativa de conhecer um pouco mais e saber os procedimentos fundamentais para o auxílio e apoio a essas crianças, principalmente no convívio social e nos mecanismos de ensino-aprendizagem. Kanner, por meio de seus estudos, ficou rapidamente conhecido pela comunidade científica, no entanto o trabalho de Asperger ficou desconhecido por anos. Schwartzman (1991) versa sobre esse desconhecimento, argumentando que os estudos de Asperger foram escritos durante a Grande Guerra, em alemão. Somente 10 a 15 anos depois, Van Krevelen e Lorna Wing divulgaram a descoberta de Asperger, e, ainda assim, passaram-se alguns anos até serem constituídas como diferentes, porém ambas dentro do mesmo espectro, o autismo (PADOVANI; ASSUMPÇÃO JUNIOR, 2010).

Segundo a quinta versão do *Manual diagnóstico e estatístico de transtornos mentais* (DSM-V):

> O transtorno do espectro autista caracteriza-se por déficits persistentes na comunicação social e na interação social em múltiplos contextos, incluindo déficits na reciprocidade social, em comportamentos não verbais de comunicação usados para interação social e em habilidades para desenvolver, manter e compreender relacionamentos. Além dos déficits na comunicação social, o diagnóstico do transtorno do espectro autista requer a presença de padrões restritos e repetitivos de comportamento, interesses ou atividades. Considerando que os sintomas mudam com o desenvolvimento, podendo ser mascarados por mecanismos compensatórios, os critérios diagnósticos podem ser preenchidos com base em informações retrospectivas, embora a apresentação atual deva causar prejuízo significativo. (APA, 2014, p. 53).

Ainda no DSM-V (APA, 2014) no diagnóstico do transtorno do espectro autista, as características clínicas individuais são registradas por meio do uso de formulários que demonstram precisamente se o paciente apresenta comprometimento cognitivo, atraso na habilidade de linguagem, alguma condição genética ou fator ambiental ao nascer (encefalopatia hipóxico-isquêmica, hipóxia, baixo peso). O autismo pode vir associado a uma síndrome (síndrome do X frágil, síndrome de Down) ou a um transtorno [TDAH, Transtorno de Ansiedade Generalizada (TAG), bipolar, *borderline* etc.].

A anamnese faz-se necessária para entendermos o desenvolvimento do paciente em uma descrição mais elaborada. É nessa descrição que o profissional tem que ficar atento às características do autismo. Levantar a hipótese diagnóstica e fazer os encaminhamentos necessários deixa a família segura e o paciente com menor sofrimento emocional.

> Por exemplo, muitos indivíduos anteriormente diagnosticados com transtorno de Asperger atualmente receberiam um diagnóstico de transtorno do espectro autista sem comprometimento linguístico ou intelectual. (APA, 2014, p. 32).

CORRENTE ALTERNATIVA

O tratamento para autismo é personalizado, individual e interdisciplinar; além da psicologia (terapias específicas, flexibilidade cognitiva, habilidade social), pacientes podem se beneficiar com fonoaudiologia (atraso na linguagem, dificuldade na transcrição da escrita de letra cursiva, interpretação), terapia ocupacional (tempo atencional, psicomotricidade, integração sensorial, atividades de vida diária e coordenação motora), psicopedagogia (lacunas de aprendizado), atividade física (estrutura do corpo, equilíbrio, organização funcional, controle e ansiedade), conforme a necessidade de cada indivíduo autista. Nesse contexto, o acompanhamento médico e a participação familiar são essenciais para um melhor desenvolvimento do autista.

Sintomas como irritabilidade (choro), agitação (correr, pular), autoagressividade (bater a cabeça na parede, arranhar o corpo), hiperatividade (agitação psicomotora), impulsividade (agir sem pensar), desatenção (dificuldade de foco) e insônia (dificuldade para dormir) podem ser tratados com medicamentos prescritos por um médico neurologista ou psiquiatra. Lembrando que o diagnóstico é finalizado sempre pelo médico, preferencialmente com o laudo médico. Faz-se necessário, quando possível, avaliação neuropsicológica, que auxilia o médico e os demais profissionais no entendimento das funções mentais da pessoa com TEA.

A evolução das informações do autismo continua, e a pessoa com diagnóstico de autismo possui vivências marcantes. Algumas já foram atendidos em hospitais psiquiátricos ou em instituições para pessoas especiais, como Associação de Pais e Amigos dos Excepcionais (Apae) ou Associação Pestalozzi, em organizações não governamentais com projetos específicos para pessoas com limitações (como a ONG Centro de Vivências Despertar para Vida), em escolas regulares com a inclusão ou em projetos psicopedagógicos. Apareceu o modismo, e surgiram terapias sem embasamento científico e sem resultado positivo; algumas até apresentam algum resultado, porém isso não quer dizer que seja ético, certo ou saudável para a pessoa no espectro.

As contribuições de estudiosos para melhorar o desconforto da pessoa com diagnóstico de autismo são muitas: dietas, pílulas milagrosas, evolução genética, com aproximação do canabidiol e avanço dos recursos tecnológicos. Não podemos deixar de citar as novas legislações e as redes sociais, em que as informações se tornam acessíveis para todos.

A criação de um minicérebro (organoides cerebrais) humano com meio centímetro em laboratório e gerado de células-tronco (retiradas de sangue, cabelo, polpa de dente e pele) é um dos fenômenos mais interessantes da neurociência moderna. O novo método permitirá estudar condições neurológicas geneticamente complexas, como o autismo idiopático (com causa desconhecida) e as drogas ambientais (como o uso de fertilizante pode causar danos ao feto durante a gestação). O sócio fundador da *startup* de biotecnologia Tismoo Dr. Alysson R. Muotri, em março de 2019, relatou que a Tismoo será o primeiro laboratório do mundo exclusivamente dedicado à medicina personalizada com foco no transtorno do espectro do autismo e outros transtornos neurológicos de origem genética (TISMOO, 2017).

Ser autista não é fácil. Não saber o diagnóstico e se perceber diferente é ainda mais difícil. Não saber lidar com as frustrações, não ter um acompanhamento adequado, não ter identidade emocional gera efeitos negativos na existência de um neurodiverso sem diagnóstico. E quando vem o diagnóstico tardio? E quando as leituras feitas pelos médicos levam a um diagnóstico errôneo? Quais sensações as pessoas com autismo experimentam? E quando a longa caminhada finaliza? Tantas perguntas, poucas respostas.

Relatamos a seguir depoimentos de pessoas com TEA do grupo Corrente Alternativa que frequentam as sessões de terapia semanal, ao receberem o diagnóstico de autismo.

Depoimentos de pessoas do grupo Corrente Alternativa

1)   TEA anônimo, 2018 (25 anos)

Na época eu tinha diagnóstico errôneo de esquizofrenia paranoide, então eu passava meus dias em casa superderrubado de medicação fortíssima, ficava no meu quarto no computador jogando MMORPG's. Eu tinha muito contato com imageboards, e um belo dia, scrollando por uma board, encontrei um teste de Asperger chamado aspiequiz; na verdade, eu vinha vendo esses testes todos os dias na board, então resolvi fazer, mesmo sem saber o que era síndrome de Asperger. Fiz o teste, e ele tinha a pontuação de 0 a 200, sendo

CORRENTE ALTERNATIVA

que, quanto mais próximo de 200, mais dentro do espectro a pessoa estava, e tirei 198; achei estranho, pensei "Eu, em, deve tá errado isso aí"; fiz outra vez e tirei 200, depois fiz na frente dos meus pais e tirei 200 de novo... Aí comecei a pesquisar sobre Asperger e vi que eu era autista, eu me encaixava em todos os sintomas do espectro: andava na ponta dos pés quando criança, sempre tive seletividade alimentar, não gostava de etiqueta de camisa, na escola quem amarrava meus cadarços eram meus colegas, enfim... fiquei feliz pois isso conferia uma inteligência enorme para os portadores, que me esclareceu por que eu parecia o Sheldon do The Big Bang Theory, eu era muito chato e queria dar aula sobre tudo, era o famoso corretor automático da galera kkkkkk.

O diagnóstico mudou muito quando cheguei até a ONG CVDVIDA, pois até então eu estava com diagnóstico de esquizofrenia e autismo; quando apareci na ONG, fui entendendo mais sobre as particularidades do meu quadro e do quadro autista em si; sendo assim, fiquei mais independente e lidei com maior dinamismo com as minhas limitações e soube melhorá-las para a minha inserção na sociedade, tendo em vista que eu não sabia mais como interagir com as pessoas, porque na época que fiquei recluso em casa, só ficava no computador e só usava o inglês pra me comunicar; tinha vezes que eu ia na padaria e esquecia como se falava o nome das coisas em português; um dia parei no balcão e fiquei nervoso pensando "How do I speak that again? I don't quite remember".

2) Iam Ravara (23 anos)

"Mais uma vez estão fazendo uns testes em mim; já perdi as contas de quantas vezes fizeram experimentos em mim. Pelo menos dessa vez o teste é divertido e essa clínica parece melhor que as outras até agora". Algo próximo disso foi o que eu pensei aos 14 anos, 8 anos atrás, quando fizeram minha avaliação neurocognitiva. Eu fiz o teste de uma vez, a avaliadora Thais disse que normalmente se fazia o teste durante várias sessões, mas nessa época era tudo um jogo pra mim, e eu queria a melhor pontuação possível, tanto em acertos quanto em tempo. Quando me disseram que eu tinha autismo, e não TDAH, TOD, bipolaridade ou "falta

de amor materno" (sim, esse foi o diagnóstico de uma das clínicas que me examinou), eu senti um alívio. Me senti no controle pela primeira vez (o que em retrospecto talvez não tenha sido algo tão bom), senti que eu podia controlar quem eu era e o que eu tinha, não o que eu tinha me controlar.

Eu sou um dos membros mais antigos do grupo, fiz parte da fundação dele junto de outros 2 colegas. Em todo esse tempo eu vi vários outros autistas irem e virem, e me vi neles. Nesse tempo notei algumas coisas neles, dentre elas: 1º, o relógio do autista corre diferente do mundo; 2º, cada autista tem seu tempo pra "cair a ficha" do diagnóstico. Demorou bem pouco tempo para minha ficha cair e o "alívio" inicial se tornar um peso bem grande e ansiedade ao perceber as limitações que tenho enquanto autista. Esse tempinho foram 8 anos, mês passado, para ser mais exato.

Pode parecer sarcasmo (e é um pouco, tenho licença poética), mas foi realmente um tempo bem curto no meu relógio autista. Se passaram 8 anos para o resto do mundo, mas o meu mundo congelou, nada mudava. Passei muito tempo mentindo (para mim mesmo, e pior ainda: acreditando) que eu tinha o controle do autismo. Era só um jogo pra mim. Entender minha condição não foi algo que ACONTECEU 8 anos atrás, foi algo que COMEÇOU 8 anos atrás. E eu sinto que entender minha condição é uma jornada a ser percorrida pelo resto da minha vida.

3) Cleberson Varques (42 anos)

Ao mesmo tempo, inesperadamente libertador e totalmente diferente do que eu esperava a princípio. Quando me disseram da possibilidade de eu ter síndrome de Asperger, minha primeira reação foi de desconfiança. Minha família já buscava uma explicação para as minhas estranhezas há alguns anos. A primeira especialista que trabalhou comigo literalmente desistiu depois de um ano, incapaz de fechar um diagnóstico ou apontar uma solução. No primeiro momento, achei que podia ser apenas o desespero de uma mãe vendo coisas onde não havia. Mas, assim que eu comecei a pesquisar sobre o assunto, essa impressão desapareceu. Na lista de característi- cas conhecidas da síndrome, era mais fácil marcar as poucas discrepâncias que eu tinha do quadro do que as semelhanças. Foi um choque. Finalmente, tudo o que eu fazia, sentia e pensava tinha uma razão. Foi isso que me convenceu a fazer os testes que dariam a certeza do diagnóstico. Lembro-me que, no dia em que percebi que o "veredito" seria dado, eu estava muito nervoso. A incerteza fazia meu sangue gelar. Quando Leila confirmou o diagnóstico para mim e minha mãe, eu pude ver que ela parecia ter tirado um fardo de uma tonelada dos ombros. Na volta pra casa, conversamos sobre planos para o futuro, coisa que jamais havia me passado pela cabeça. Eu ainda levaria algum tempo para realmente me conhecer e me aceitar, mas esse primeiro momento foi onde eu comecei a realmente me sentir livre e em paz comigo.

4) Tacito Fabricio Grampinha (46 anos)

Depois de vários diagnósticos, entre eles: deficiência mental, hiperatividade, transtorno bipolar etc... descobrir o autismo foi como um soco na minha pessoa, e no estômago, tudo por causa do seriado The Big Bang Theory, onde um dos personagens, Sheldon Cooper, que é um autista não consciente que é um, e ser comparado a ele me deu nojo (por ser um espelho na época, mas o comportamento de arrogância de ser o senhor maravilha Mister América), jurei que nunca seria como ele, mas, depois de conviver com outros como eu, fui vendo que existem casos e casos; atualmente é um alívio saber quem eu sou e por que tenho comportamento que antes eu não entendia. Mas não posso relaxar, senão o instinto de ficar no mundinho perfeito do eu antigo pode voltar, só que mais forte e incisivo.

5) Larissa Chisté (27 anos)

Sempre soube que havia algo de errado em mim, mas não sabia o que era. Inicialmente achava que era excesso de ansiedade, mas, vasculhando bem, descobri que era o Asperger. Foi libertador e como se eu nascesse de novo. Saber qual era o meu real "problema" foi essencial para eu analisar meus comportamentos e recomeçar minha vida.

6) Luiz Fernando Yago (27 anos)

Embora sempre sentisse a necessidade de ter um acompanhamento psicológico, só o iniciei após uma crise severa na qual fiquei com o corpo todo travado, os membros "atrofiados" e sem conseguir falar. Fui levado ao hospital pelo meu pai e de lá recebi um encaminhamento para terapia. Foi um início muito marcante para mim, pois eu já estava "acostumado" com meus momentos e com as crises que eu tinha até então, porém uma crise mais severa me obrigou positivamente a ter um anseio por ajuda.

Após o diagnóstico tardio, aos 23 anos, passei por um período difícil de compreensão e aceitação. Foi muito estranho receber um "nome" para tudo o que eu havia vivido e enfrentado. Porém, ao passo em que eu compreendia o espectro autista e me identificava e ressignificação de toda a minha história, todas as dúvidas, culpas e autodepreciação foram dando lugar ao respeito por mim mesmo. Foi um processo de perdão interior. Tudo o que eu me julgava sobre meu passado e presente foram acalentados. Depois desse momento de autoaceitação iniciei a parte mais importante da minha vida, o de aprender a ser eu.

7) Gustavo Fantin (31 anos)

O dia que foi levantada a hipótese de ser um autista (TEA), eu fiquei com muita raiva da psiquiatra, e resolvi ir pesquisar mais a respeito do assunto. Eu pesquisei e vi que não era tão ruim, e que na minha cabeça era algo fora de mim e ampliada 10 vezes mais. Fui encaminhado para uma psicóloga, Leila, que me ajudou, que pegou nas minhas mãos e disse "Eu vou te ajudar". Eu estava com muito medo de conhecer o novo. Comecei a frequentar a terapia de grupo, no início eu não via muita mudança e agora eu vejo que mudei muito. Eu fico muito emocionado por lembrar minha trajetória e meu envolvimento com as pessoas, eu aprendi muito, desde dar um abraço e expor meus sentimentos, me tornar autônomo. Hoje sei e consigo me entender melhor e vivo normalmente, principalmente agora sabendo que sou TEA.

CORRENTE ALTERNATIVA

8) Leonardo Leal (35 anos)

Eu acredito que ainda esteja aprendendo/aceitando a lidar com meu diagnóstico, mas vamos lá. Entre 2015 e 2018 foi a pior fase da minha saúde mental, vivia sem sonhos, não conseguia planejar a vida, ansiava pelos momentos de "desligar a mente" (hoje entendo que essa era minha fuga pro mundo autista), não tinha prazer em nada, nem na vida profissional, nem familiar, nem mesmo nos meus hobbies. Isso me levou a buscar ajuda profissional em 2019, numa daquelas promessas de ano novo. Acreditava eu que vivia um quadro de depressão apenas, mas logo na primeira consulta a psiquiatra Dr.ª Suely percebeu que havia algo a mais e me encaminhou para terapia com a Leila, e foi bem categórica: "Converse com a Leila e fala que você será tratado por ela, porque ela é foda". E seguiu dizendo "Tem muito mais coisa aí por trás dessa cara". Isso me deixou preocupado, afinal o que seria esse algo a mais?

Iniciei a terapia com a Leila em meados de abril de 2019, meio descrente do processo, mas não duvidando da capacidade profissional, e sim da minha falta de reconhecer e externar meus reais sentimentos. Nos primeiros dois meses, Leila deve ter cansado de ouvir tanto "Não sei", "Não lembro", "Tô normal", porque eu realmente nunca vi um motivo para aquele estado de paralisia, eu sempre me vi bem-sucedido, conquistei o que queria: casei, completei minha graduação, fui promovido, a gravidez bem planejada (extremamente, pergunte a Julia sobre haha), mas em algum momento eu me perdi de todos esses planos, inclusive segue aqui um trecho de uma música que descreve bem como eu me sentia nessa época:

NF @ Paralyzed

When did I become so numb?
When did I lose myself?
All the words that leave my tongue
Feel like they came from someone else

I'm paralyzed
Where are my feelings?
I no longer feel things
I know I should
I'm paralyzed
Where is the real me?
I'm lost and it kills me inside
I'm paralyzed

NF @ Paralisado (tradução)

Quando me tornei tão dormente?
Quando me perdi?
Todas as palavras que saem da minha boca
Sinto como se elas viessem de outra pessoa

Estou paralisado
Onde estão meus sentimentos?
Eu não sinto as coisas
Eu sei que eu deveria
Estou paralisado
Onde está o meu verdadeiro eu?
Estou perdido e isso me mata por dentro
Estou paralisado

Então Leila me pediu para pesquisar sobre a síndrome de Asperger, e num primeiro momento me achei completamente distante daquele quadro descrito no Wikipédia (hahaha), mas, quando tornei a pesquisa mais pessoal, procurando relato de pessoas diagnosticadas com o TEA, e percebi comportamentos parecidos com os meus, a forma racional de agir, a dificuldade com o tempo (Jesus amado haha) e pela certeza que Julia (minha memória haha) e Leila tinham a respeito do meu comportamento, comecei a aceitar o diagnóstico e então comecei a viver uma nova realidade, entendendo e respeitando o meu tempo no meu mundo e a necessidade de ser presente no "mundo normal". Hoje já consigo reconhecer meus comportamentos autistas, mesmo quando acho que são comportamentos normais (o pré-conceito nos engessa ao ponto de achar que um comportamento autista tem que ser excêntrico/chamativo.

9) Débora Portes Lima (29 anos)

Aos 12 anos de idade começaram minhas primeiras crises mais intensas de depressão e ansiedade, até que fui diagnosticada com depressão crônica. Estava fazendo tratamento e tomando medicação, e, mesmo assim, não surtia efeito e as coisas eram desconexas para mim. Aos 18 anos eu retornei

CORRENTE ALTERNATIVA

ao médico, só que dessa vez procurei uma outra opinião, fui diagnosticada com TDAH, iniciei o tratamento e comecei a tomar medicação; mesmo assim, não via grandes melhoras. Quando fiz 23 anos recebi um novo diagnóstico, porém minhas dificuldades em me entender e entender as pessoas continuaram; sempre fui de levar tudo ao pé da letra, sempre percebi que algo me prejudicava, mas não sabia o que era, quando mais nova pedia às minhas amigas para me ensinarem como que eu tinha que conversar com os garotos e como tinha que falar para as pessoas entenderem direito, porque me expressar era bem difícil; mesmo tendo muitos amigos e me enturmando, no final me sentia sozinha. Ainda aos 23 anos fui diagnosticada com transtorno bipolar, fiz uso da medicação durante vários anos, porém não foi assertiva para mim, eu não me dava bem com nenhuma medicação.

No ano de 2015 comecei a estudar psicologia, tenho uma irmã que é TEA, e comecei a perceber que eu tinha algumas características, até que uma grande amiga minha e também psicóloga percebeu que eu entrava no quadro de TEA; fui em busca de respostas e, à medida que fui entendendo mais, eu ia percebendo e me vendo nas características. Hoje atendo pessoas com TEA de diversas idades, tenho aprendido a trabalhar a mim mesma, e isso tem dado muito resultado. Estou conseguindo interagir melhor com as pessoas, descobrir e entender o diagnóstico. Para mim foi crucial para me direcionar na vida para conseguir ter mais autonomia e, assim, realizar meus sonhos e objetivos.

10) Anthony Costa (16 anos)

Tinha 7 anos de idade quando eu fui diagnosticado com o autismo pela primeira vez, dava sinais há 3 anos antes do diagnóstico como uma verbalização "de não encher os olhos". Por causa desse fato, minha mãe não entendia o que eu realmente queria dizer; hoje consigo falar. Sinto pena quando os pais com medo acompanhado da incerteza do desenvolvimento da criança autista, vivendo em uma sociedade obcecada por perfeição nos status? Trivialidades humanas com seus conceitos mesquinhos.

Sofria bullying na escola por ser diferente daquelas aberrações humanas que se consideravam normal, era sempre o excluído da turma. Hoje sou feliz com a minha condição.

11) Hingle Kelly Gonçalves (41 anos)

Foi uma resposta para as minhas perguntas. De repente todo o peso das minhas costas não era simplesmente uma incapacidade, e sim uma condição diferenciada. Só descobri devido o diagnóstico do meu filho (também autista) que era atendido por uma pessoa que me enxergou na multidão. Saber que eu era autista me aproximava de uma lógica que antes não existia. Eu não sabia que havia uma explicação para a forma como eu pensava, para como eu existia no mundo, o porquê eu era tão esquisita. A partir daí eu encontrei uma chave que abriria diversas portas. Essas portas eram de quartos cheios de coisas, sensações, estímulos sensoriais, de coisas que eu sequer tinha acesso. Assim que a chave abria esses quartos, foi como se eu tivesse a oportunidade de entrar, de mexer neles, de poder arrumá-los. Mais daí outra questão: como arrumar esses quartos, por onde eu começo? O fato de eu descobrir que era autista me direcionou para buscar uma ajuda voltada para minhas reais necessidades que antes eram confundidas com depressão e stress unicamente, ou seja, os médicos só diziam que eu precisava relaxar, era só um stress mal tratado; foi quando surtei e fui afastada do trabalho porque já não falava apenas coisa com coisa, mas também gritava por nada, explodia. Eu poderia ter cometido um assassinato pois eu estava numa crise tão intensa que cheguei a pegar uma faca para matar o meu filho por uma mal criação, e foi aí que os medicamentos começaram a me dopar para sobreviver. Esse seria o meu destino para o resto da vida, uma louca dopada incapacitada de viver em sociedade, trancada dentro de casa, sem qualquer autonomia.

12) Irineu Saibel (54 anos)

Saber que sou autista trouxe para mim respostas às perguntas que me fazia. Por que sou assim? Foi como se acendesse uma luz que antes estava apagada, não foi algo ruim. Me trouxe uma sensação boa. Pensei: "Ham! É assim..."

13) Murilo de Oliveira (21 anos)

Sou universitário, estudo arquivologia na UFES (Universidade Federal do Espírito Santo) e sou autista com TAG (Transtorno de Ansiedade Generalizado) e TDA (Transtorno Déficit de Atenção). Aos 19 anos descobri meu diagnóstico após uma avaliação na Clínica Harmonia no município de Serra ES, mas a confirmação veio com a consulta com o psiquiatra Bruno Lima. Minha mãe já corria atrás desde quando eu era criança, me levava ao neurologista, e ela falava que eu só tinha TOD (Transtorno Opositor Desafiador), e que com a medicação Ritalina e disciplina eu iria melhorar na escola.

Referências

AMERICAN PSYCHIATRIC ASSOCIATION (APA). **DSM-IV**: manual de diagnóstico e estatística de distúrbios mentais. São Paulo: Manole, 1994.

AMERICAN PSYCHIATRIC ASSOCIATION (APA). **DSM-IV-TR**: manual diagnóstico estatístico de transtornos mentais. Porto Alegre: Artes Médicas, 2003.

AMERICAN PSYCHIATRIC ASSOCIATION (APA). **Manual diagnóstico e estatístico de transtornos mentais**: DSM-5. 5. ed. Tradução de M. I. C. Nascimento. Porto Alegre: Artmed, 2014.

AUTISM SPEAKS. **Síndrome de Asperger e autismo de alta funcionalidade**: kit de ferramentas. [*S. l.*]: Autism Speaks Inc., 2010. Disponível em: https://autismoerealidade.org.br/convivendo-com-o-tea/cartilhas/manual-para-a-sindrome-de-asperger/. Acesso em: 8 jul. 2022.

ORGANIZAÇÃO MUNDIAL DA SAÚDE (OMS). **Classificação de Transtornos Mentais e de Comportamento da CID-10**: Diretrizes Diagnósticas e de Tratamento para Transtornos Mentais em Cuidados Primários. Disponível em: https://www.scielo.br/j/rbp/a/4ksbFDTVKW77jBjx8Cvvzkr/. Acesso em: 8 jul. 2022.

ORGANIZAÇÃO MUNDIAL DA SAÚDE (OMS). **CID-10**: classificação estatística internacional de doenças e problemas relacionados à saúde. 10. rev. São Paulo: Universidade de São Paulo, 1997.

PADOVANI, C. R.; ASSUMPÇÃO JUNIOR, F. B. Habilidades sociais na síndrome de Asperger. **Boletim - Academia Paulista de Psicologia**, [*s. l.*], v. 30, n. 1, p. 155-167, jun. 2010.

SCHWARTZMAN, J. S. Síndrome de Asperger. **Temas sobre Desenvolvimento**, [*s. l.*], n. 2, p. 19-21, 1991.

TISMOO. Do autismo à biotecnologia: conheça a história da Tismoo. **Tismoo**, [*s. l.*], 11 set. 2017. Disponível em: https://tismoo.us/saude/do-autismo-a-biotecnologia-conheca-a-historia-da-tismoo/. Acesso em: 8 jul. 2022.

Indicações bibliográficas

AUTISM SPEAKS. **Kit-ferramenta comunidade escolar da Autism Speaks**. [*S. l.*]: Autism Speaks Inc., 2010. https://www.autismspeaks.org/sites/default/files/school-community-tool-kit-portugese.pdf

CANCINO, M. H. **Transtorno do desenvolvimento e da comunicação**: autismoestratégias e soluções práticas. Rio de Janeiro: Wak, 2013.

GRANDIN, T.; PANEK, Richard. **O cérebro do autista**. Tradução de Cristina Cavalcanti. 6. ed. Rio de Janeiro: Record, 2017.

KANNER, L. Autistic disturbance of affective contact. **Nerv Child**, [*s. l.*], v. 2, p. 217-250, 1943.

REVISTA AUTISMO. [*S. l.*], ano 5, n. 5, jun. 2019. ISSN 2596-0539.

VIANA, M. de B. **Mudanças nos conceitos de ansiedade nos séculos XIX e XX**: da Angstneurose ao DSM-IV. 2010. Tese (Doutorado em Ciências Humanas) – Universidade Federal de São Carlos, São Carlos, 2010.

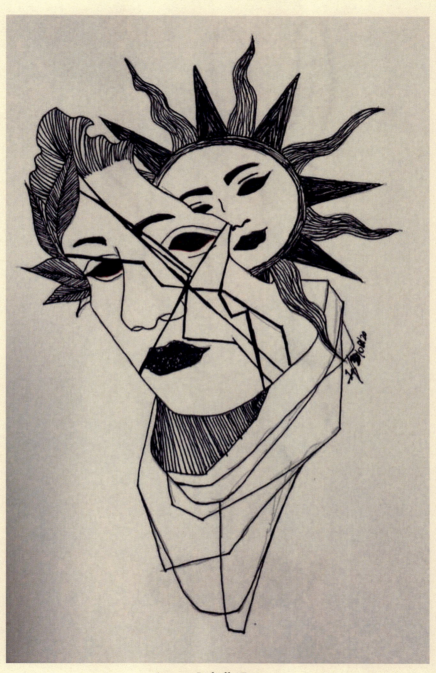

Autora: Isabella Fragoso

2

VIDA ACADÊMICA

Veja o mundo através de meus olhos.
Ele muda de forma e de tamanho.
O mundo que você vê não é tranquilo.
Se você pudesse encontrar o caminho pra ver dentro de minha cabeça
talvez você me entendesse.

(Tradução de um trecho da música "Through my eyes", Thanh Bui, 2017)

A letra da música relata a vivência de um autista de forma incrível. Todos os profissionais da área acadêmica deveriam ver o aluno autista como o trecho dessa letra.

Falar da escolarização de uma pessoa com autismo é buscar na história quem ficou à margem da sociedade. O funil da seletividade social. Até pouco tempo, falar a palavra "autismo" era sinônimo de dependência e pouca expectativa de futuro. Ir à escola? Não se cogitava essa possibilidade. Hoje, AUTISMO é sinônimo de luta, famílias reivindicando seus direitos, têm um dia especial para mostrar ao mundo a evolução científica e as possibilidades de um futuro melhor. Um futuro que ainda causa sofrimento emocional na pessoa autista e nas pessoas que convivem com ela.

Vamos falar de educação e escolarização? Como uma pessoa autista aprende? O que a deixa desconfortável em um ambiente escolar?

Acreditamos ser importante esclarecer o conceito de duas palavras que vamos ler no decorrer do capítulo.

Ao contrário do que se imagina, educação especial e inclusão não são termos parecidos. A inclusão valoriza as diferenças sem discriminar o educando. Por outro lado, a educação especial volta-se para inserção dos alunos portadores de necessidades especiais. Todos têm direito a escolarização (MARTINS, 1990).

Mas, afinal, o que é educação?

A educação, para Martins (1990, p. 31), "*é um processo de ação da sociedade sobre o educando, visando entregá-lo segundo seus padrões sociais, econômicos, políticos, e seus interesses*" (grifos da autora).

Os livros de história fazem narrativas das pessoas que nasciam sem os padrões sociais de cada época específica. Na antiga Esparta, pessoas aleijadas e que não seriam bons soldados eram descartadas. Assim, a história foi seguindo seu percurso, e negros, índios e portadores de deficiências tinham que mostrar competência para serem valorizados e respeitados. Passamos por uma época em que os filhos "inadequados" ficavam em casa ou eram colocados em manicômios ou hospícios (FIGUEIRA, 2008).

Como incluir alguém que não segue o padrão estabelecido por uma sociedade engessada? Como manter inclusa uma mente rápida, ética e verdadeira?

Vamos falar sobre INCLUSÃO, mas antes precisamos citar a Constituição de 1824 (BRASIL, 1824), na qual foi consagrado o direito à educação para todos os brasileiros, e a Declaração Universal dos Direitos Humanos de 1948, aprovada pela Assembleia Geral das Nações Unidas, na qual se garantia o princípio da não discriminação e se proclamava o direito de toda pessoa à educação, inclusive do portador de necessidades especiais.

A trajetória de tentar inserir a Pessoa com Deficiência (PCD) no âmbito escolar vem progredindo ao longo dos anos, mas gostaríamos de focar os anos de 1990. A nosso ver, foi quando tudo se firmou. A reforma do sistema educacional permitiu a técnicos educacionais (orientador, supervisor e diretor) se organizarem para manter uma instituição escolar adequada. Os artigos traziam embasamento científico que norteava uma postura sólida de seus técnicos. O tempo do "eu acho" estava finalizando. Os direitos dos educandos com limitações ou sem limitações estavam sendo adaptados e concretizados. Era o princípio de uma "democratização" escolar (GRINSPUN, 2006).

Inclusão não é fazer adaptações em avaliações e atividades, ou mesmo prover rampas e adaptações à estrutura física de uma instituição. Inclusão é principalmente orientar os educandos desde a educação infantil para respeitar e acolher o "diferente". Quando falamos em diferente, não estamos desqualificando ou relatando o que precisa de ajuda. Diferente é todo ser que incomoda ou sai do padrão estabelecido pela nossa sociedade. Enquadramos aqui o aluno com intelecto superior ou com dificuldade intelectual.

CORRENTE ALTERNATIVA

Na esfera internacional, um documento importante foi a Declaração de Salamanca, resolução da Organização das Nações Unidas (ONU) lançada em 1994 com a promoção da educação inclusiva das crianças com necessidades especiais (ONU, 1994).

A primeira Lei de Diretrizes e Bases da Educação brasileira (LDB) foi promulgada em 1961, Lei 4.024/61 (BRASIL, 1961). Em 1996, foi promulgada a segunda LDB (BRASIL, 1996).

A Lei de Diretrizes e Bases da Educação brasileira, Lei 9.394/96 (BRASIL, 1996), é a legislação que regulamenta o sistema educacional (público ou privado) do Brasil (da educação básica ao ensino superior). Um marco na educação. Essa lei reafirma os direitos das pessoas à educação preconizados na Constituição federal. Possui a divisão de educação básica e ensino superior.

A LDB 9.394/96 (BRASIL, 1996), nos Arts. 58 e 59 do Capítulo V, esclarece procedimentos a serem cumprido pela rede regular de ensino no atendimento especializado aos alunos com necessidades especiais na rede pública e privada.

> **Art. 58.** Entende-se por educação especial, para os efeitos desta Lei, a modalidade de educação escolar, oferecida preferencialmente na rede regular de ensino, para educandos portadores de necessidades especiais.
>
> §1º Haverá, quando necessário, serviços de apoio especializado, na escola regular, para atender as peculiaridades da clientela de educação especial.
>
> §2º O atendimento educacional será feito em classes, escolas ou serviços especializados, sempre que, em função das condições específicas dos alunos, não for possível a sua integração nas classes comuns do ensino regular.
>
> §3º A oferta da educação especial, dever constitucional do Estado, tem início na faixa etária de zero a seis anos, durante a educação infantil.
>
> **Art. 59.** Os sistemas de ensino assegurarão aos educandos com necessidades especiais:
>
> I – currículos, métodos, técnicas, recursos educativos e organização específicos, para atender às suas necessidades;

II – terminalidade específica para aqueles que não puderem atingir o nível exigido para a conclusão do ensino fundamental, em virtude de suas deficiências, e aceleração para concluir em menor tempo o programa escolar para os superdotados;

III – professores com especialização adequada em nível médio ou superior, para atendimento especializado, bem como professores do ensino regular capacitados para a integração desses educandos nas classes comuns. (BRASIL, 1996, s/p).

Todas as escolas, educadores bem como os pais de alunos deveriam ter consciência desse capítulo específico da educação especial. A informação é a chave da porta do conhecimento, e necessitamos abri-la em defesa de nossos filhos e alunos.

Em 2014, o Plano Nacional de Educação (PNE) definiu diretrizes e metas para a política nacional de educação até 2024. Uma dessas metas, a de número 4, chamada Inclusão, tem como objetivo a universalização, para a população de 4 a 17 anos, portadora de deficiência, transtornos globais ou superdotação, do acesso à educação especializada preferencialmente na rede regular de ensino (BRASIL, 2014).

Segundo o Censo Escolar/2018, o número de matrículas da educação especial, totalizando educação infantil, ensino fundamental e ensino médio, no Espírito Santo chegou a 25.909 alunos matriculados, sendo, em Serra, 2.838 alunos; Vila Velha, 2.541; e Vitória, 2.344 alunos (INEP, 2019a).

A Lei 13.663/2018 (BRASIL, 2018) alterou a LDB de 1996 (BRASIL, 1996) estabelecendo que as escolas são responsáveis pela promoção de "conscientização, de prevenção e de combate a todos os tipos de violência, especialmente a intimidação sistemática (bullying)". Além disso, as escolas também devem "estabelecer ações destinadas a promover a cultura de Paz" (BRASIL, 2018).

Os depoimentos das pessoas com TEA levam-nos a questionar situações sérias sendo banalizadas no contexto escolar. Quando o *bullying* acontece em ambiente escolar, a escola é responsável pela criação de medidas preventivas para amenizar o desconforto da pessoa autista ou da pessoa típica.

A pessoa com transtorno do espectro do autismo é uma vítima constante, em função de sua hipersensibilidade sensorial, da forma como vê o

CORRENTE ALTERNATIVA

mundo, de suas estereotipias, de sua dificuldade de entender metáforas e de compreender o que é abstrato. A criança, o adolescente ou o adulto com TEA podem ter a vida afetada pela violência e por consequentes traumas.

O autista, segundo a Lei 12.764/2012 (BRASIL, 2012), Política Nacional de Proteção aos Direitos da Pessoa com TEA, Art. 1º, § 2º, é considerada pessoa com deficiência para todos os fins legais:

> a) - deficiência persistente e clinicamente significativa da comunicação e da interação sociais, manifestada por deficiência marcada de comunicação verbal e não verbal usada para interação social; ausência de reciprocidade social; falência em desenvolver e manter relações apropriadas ao seu nível de desenvolvimento; e,
>
> b) padrões restritivos e repetitivos de comportamentos, interesses e atividades, manifestados por comportamentos motores ou verbais estereotipados ou por comportamentos sensoriais incomuns; excessiva aderência a rotinas e padrões de comportamento ritualizados; interesses restritos e fixos.
>
> O §2º deste mesmo Art. 1º prescreve que a pessoa com transtorno do espectro autista é considerada pessoa com deficiência, para todos os efeitos legais. O que acaba repercutindo na aplicabilidade integral das disposições da Lei 13.146/2015, que cria o Estatuto da Pessoa com Deficiência, destinado a assegurar e a promover, em condições de igualdade, o exercício dos direitos e das liberdades fundamentais por pessoa com deficiência, visando à sua inclusão social e cidadania.
>
> O Art. 2º estabelece sete diretrizes da Política Nacional de Proteção dos Direitos da Pessoa com Transtorno do Espectro Autista:
>
> a) a intersetorialidade no desenvolvimento das ações e das políticas e no atendimento à pessoa com transtorno do espectro autista;
>
> b) a participação da comunidade na formulação de políticas públicas voltadas para as pessoas com transtorno do espectro autista e o controle social da sua implantação, acompanhamento e avaliação;
>
> c) a atenção integral às necessidades de saúde da pessoa com transtorno do espectro autista, objetivando o diagnóstico precoce, o atendimento multiprofissional e o acesso a medicamentos e nutrientes;

d) o estímulo à inserção da pessoa com transtorno do espectro autista no mercado de trabalho, observadas as peculiaridades da deficiência e as disposições da Lei no 8.069, de 13 de julho de 1990 (Estatuto da Criança e do Adolescente);

e) a responsabilidade do poder público quanto à informação pública relativa ao transtorno e suas implicações;

f) o incentivo à formação e à capacitação de profissionais especializados no atendimento à pessoa com transtorno do espectro autista, bem como a pais e responsáveis; e,

g) o estímulo à pesquisa científica, com prioridade para estudos epidemiológicos tendentes a dimensionar a magnitude e as características do problema relativo ao transtorno do espectro autista no País. (AMARAL, 2016, s/p).

As adequações curriculares são consideradas estratégias e critérios utilizados pelos docentes em sua atuação, tendo o currículo como ferramenta que guia a escolarização. Além disso, entende-se que as ações educativas podem ser adequadas às necessidades e às maneiras particulares que cada aluno tem de aprender (BRASIL, 2003).

Um currículo adaptado para crianças com autismo relaciona princípios, teoria, prática e planejamento. Para a concretização de um currículo adaptado, todos devem estar envolvidos (diretor, professor, pedagogo, auxiliar, porteiro).

A Lei federal 12.764 relata que: "em casos de comprovada necessidade, a pessoa com transtorno do espectro autista [...] terá direito a acompanhante especializado" (BRASIL, 2012, s/p). Por contenção de despesas, a maioria das escolas entende que a pessoa com TEA quase nunca possui esse direito.

As pessoas com TEA processam os estímulos sonoros e visuais de forma diferente: ou são muito sensíveis ou são resistentes, e isso depende de cada pessoa autista e de suas comorbidades. Elas criam estratégias para não ficarem desconfortáveis perante situações sensoriais. Em alguns momentos, o uso de fones ou abafador auricular faz-se necessário; óculos escuros em ambientes iluminados ou carga visual extrema, usar bolinhas para apertar e dados sensoriais para realizar apresentações de trabalho facilitam a vida escolar.

CORRENTE ALTERNATIVA

Algumas pessoas com autismo podem apresentar comorbidades associadas, como: *dislexia, síndrome de Irlen, discalculia, transtorno do déficit de atenção e hiperatividade, Transtorno Opositivo-Desafiador* (TOD), *Processamento Auditivo Central* (PAC), *transtorno de humor*, entre outros, e as adaptações curriculares com acompanhante especializado são de suma importância.

Não é necessário um novo currículo, mas um currículo dinâmico, flexível, passível de ampliação e concretização, para que atenda realmente a todos os educandos de forma inclusiva (BRASIL, 2003).

A Lei 13.977 (BRASIL, 2020) criou a Carteira de Identificação da Pessoa com Transtorno do Espectro Autista (Ciptea) e recebeu o nome de Lei Romeo Mion, o nome do filho do apresentador de televisão Marcos Mion que tem transtorno do espectro autista. A lei altera a Lei 12.764 (BRASIL, 2012), que instituiu a Política Nacional de Proteção dos Direitos da Pessoa com Transtorno do Espectro Autista. A Ciptea tem o objetivo de assegurar a todas as pessoas com TEA "atenção integral, pronto atendimento e prioridade no atendimento e no acesso aos serviços públicos e privados, em especial nas áreas de saúde, educação e assistência social" (AGÊNCIA SENADO, 2020, s/p).

Quantos profissionais capacitados para atuar com autismo existem nas redes de ensino pública ou privada?

Estamos falando de ensino fundamental I e II, ensino médio, Educação de Jovens e Adultos (EJA) e faculdade. Algumas escolas têm profissionais qualificados para entender essa demanda, mas em outras instituições as dificuldades do TEA são banalizadas e muitos autistas desistem do sonho de um diploma. A inclusão social no ensino superior é relatada de forma superficial. O espaço acadêmico não pode ser considerado somente como o espaço físico ou os equipamentos pedagógicos, mas como as atitudes de todos que o frequentam no dia a dia, e é necessário que se leve em conta o conhecimento, as diferenças e as vivências de cada educando.

A passagem da educação básica para o ensino superior é realizada por provas classificatórias, o que não respeita todo o acervo legislativo que existe em favor de uma educação para todos. Embora as instituições de ensino possam optar por diferentes formas de ingresso [tradicional, seriado, agendado, Exame Nacional do Ensino Médio (Enem)], o caráter conteudista favorece alguns candidatos e deixam outros à margem da sociedade.

Durante a aplicação do Enem, deve haver serviços de profissionais especializados e recursos que permitam acessibilidade. De acordo com documentos do Ministério da Educação (MEC) que versam sobre isso, o "Auxílio ledor" é fornecido para que haja a leitura de prova para "pessoas com deficiência visual, deficiência intelectual, autismo, déficit de atenção ou dislexia" (ORRÚ, 2019, s/p).

Os exames realizados pelo Sistema de Seleção Unificada (Sisu), principal meio de acesso às instituições federais de ensino, bem como o Programa Universidade para Todos (ProUni) e o Fundo de Financiamento Estudantil (Fies), devem levar em consideração as diretrizes das leis que amparam o aluno especial (ORRÚ, 2019).

Nesse contexto, entende-se que os Núcleos de Acessibilidade deveriam promover ações informativas, apoiar os estudantes e funcionários com deficiência, mobilidade reduzida, transtorno funcional da aprendizagem, TEA, entre outros, de modo que a informação divulgada oportunize a inclusão das diversidades dentro do meio acadêmico. Não deve ou não deveria haver empecilho para o acesso à educação da pessoa especial a uma escolarização (ORRÚ, 2019).

A igualdade de oportunidade para um aprendizado que alavancaria a vida profissional da pessoa com deficiência depende de sua permanência na instituição de ensino. E, nesse contexto, conhecer a particularidade do aluno, ter um currículo flexível e pessoas capacitadas faz a diferença para aqueles que ainda ficam desfavorecidos (ORRÚ, 2019).

Sabemos que a maioria das pessoas com autismo que estão frequentando o ambiente escolar e sem comprometimento acadêmico são autistas leves de alto desempenho (ou antigo Asperger). Os desafios tornam-se maiores no ensino superior, em que os métodos avaliativos e a rotina são mais sujeitas a variação.

Alguns levam um tempo maior que os outros colegas para realizar os trabalhos acadêmicos, demoram a se adaptar ao método de ensino de cada professor, ficam constrangidos ao apresentar trabalhos e irritados com a falta de comprometimento de colegas em trabalho de grupo. A pessoa com TEA fica bastante desgastada ao tentar entender significados das expressões idiomáticas, orações, metáforas e contextos (rituais de trote, brincadeiras em horário das explicações dos professores).

A rotina acadêmica é rápida e às vezes instável, o que deixa a pessoa com TEA perdida. O autista tem rebaixamento na Função Executiva. O prejuízo das funções executivas apesentado pelas pessoas autistas acarreta dificuldades em planejar e manter objetivos na execução de tarefas; podendo causar também déficits de aprendizagem por diminuição no controle inibitório (KLIN, 2006). O autista fica cansado, irritado e muitas vezes confuso com os direcionamentos que professores e coordenadores fazem no ambiente escolar (educação básica ou superior).

Com base no contexto legal, entendemos que a "educação para todos", conforme descrito na Constituição de 1988 (BRASIL, 1988), deve ser realmente para todos. A realidade mostra-nos fatos ocorridos no dia a dia e que traduzem o pouco conhecimento sobre autismo de alguns educadores perante a legalidade dos direitos do aluno com TEA. E o mais crítico dessa situação encontra-se na acomodação dos educadores quanto à dedicação aos estudos sobre autismo.

A seguir, sinalizamos depoimentos de pessoas do grupo Corrente Alternativa e suas dificuldades acadêmicas ao longo de suas vivências. Também, podemos visualizar a postura e as dificuldades da equipe educacional nas escolas onde os alunos com autismo viveram suas experiências marcantes e emocionantes.

Depoimentos de pessoas do grupo da ONG Corrente Alternativa

1) Depoimento Iam Gonçalves Ravara

Eu poderia facilmente fazer um livro só sobre o assunto escola. Minha vivência escolar foi realmente "peculiar", pra pôr de forma branda.

Eu passei por 7 escolas diferentes, em todas fui "convidado a me transferir". Sem exceção, ou eu era amado ou odiado pelos professores(as), alunos(as), coordenadores(as) e diretores(as). Ninguém tinha opiniões fracas sobre mim. Eu sofri bullying por vários anos, da 3ª a 6ª série do fundamental pra ser mais exato, depois disso decidi me isolar. A pior parte é que eu não sinto nada negativo pelas pessoas que faziam isso comigo por um simples motivo: eu merecia. Eu era uma criança horrível de se lidar, eu não conseguiria me suportar, se tivesse que conviver comigo. Pavio curto, boca suja, arrogante... a lista é longa.

Algo que retrata muito bem como o autista lida com emoções são minhas memórias da época. Eu realmente não lembro de nada fora do "normal", se alguém me perguntasse na época "Como você está?", eu diria "Tudo bem, tô normal". Em retrospecto, eu estava 24 h por dia com raiva e deprimido, mas eu realmente não lembro das emoções. Eu lembro claramente de contemplar suicídio aos 12 anos, que foi a exata idade na sexta série em que decidi me isolar das outras pessoas, mas não lembro de me sentir triste. Eu lembro claramente de explodir constantemente com professores e outros alunos por questões que realmente não mereciam o nível em que eu explodi, mas não lembro de estar com raiva. Entendendo mais o autismo agora e me conhecendo melhor, é bem óbvio que o barulho da sala de aula, minha ansiedade social e minha falta de amigos me geravam uma raiva e uma depressão enorme, e, analisando os fatos, eu consigo ver evidências diretas pra isso. E, ainda assim, não consigo lembrar dessas emoções. Naquela época raiva e tristeza eram "normal" pra mim, por isso eu não consigo lembrar de sentir algo estranho, estranho seria ser feliz naquela época.

Uma experiência interessante de compartilhar é que a partir dos 12 anos (e eu lembro o exato momento em que tomei essa decisão ativamente: sentado no chão na frente da secretária chorando depois de terem ligado pra minha mãe vir me buscar por uma suspensão, e eu sabia que ia ser expulso porque já era a terceira suspensão aquele ano) eu decidi me isolar e parar de tentar socializar. Obviamente que eu fiquei bem solitário e não parei totalmente de tentar, eu claramente queria um amigo, mas decidi evitar. A partir desse momento minha vida escolar era a de um espectador.

Eu sempre tive uma facilidade enorme em aprender, e um desejo enorme de conhecimento pra acompanhar, o que tornava seguir o currículo acadêmico da escola algo trivial. Minha real dificuldade era em me interessar pelo currículo da escola. A maior parte do tempo eu estava lendo os livros que peguei na biblioteca ao invés de seguir os exercícios que o professor passava (na verdade, eu nunca seguia o que o professor passava, eu só decorava o capítulo do trimestre no dia anterior à prova e conseguia uma nota alta). Por isso a minha relação de amor e ódio com professores; durante as explicações eu o aluno que todo professor quer: interessado, questionador, dedicado. Todo o resto do tempo eu estava no meu próprio mundo completamente desinteressado pelo que

CORRENTE ALTERNATIVA

estava acontecendo em sala de aula, e pra alguns professores isso era completamente inadmissível. Sem contar as vezes em que eu arranjava briga com algum professor por ele estar fazendo algo que eu considerava ineficiente ou injusto com os outros alunos em seu método de ensino. Eu realmente era uma criança difícil de lidar; não guardo nenhum rancor dos professores que simplesmente desistiram de mim ou tentavam me "pôr no caminho certo" (o que julgavam certo); como alguém que planeja seguir carreira acadêmica e dar aula, eu posso dizer com confiança: eu provavelmente não teria paciência comigo.

Aí entra a outra face da minha vida escolar. Pelos motivos citados, tomei uma decisão bem idiota de me isolar, que pro Iam de 12 anos deprimido e com raiva era a única forma de se defender. Por isso minha vida escolar foi de um observador. Como a grade curricular me entediava e alguns professores nem sequer deixavam eu ler meus livros durante a aula, um dos meus passatempos era, do fundo da sala onde eu sentava a uma boa distância do resto da turma, observar os outros e analisar. Eu fazia várias notas mentais sobre a quantos grupos sociais pessoa X pertencia, quais eram seus papéis em cada grupo, os padrões dos grupos sociais, quem assumia o papel de "líder" em cada situação etc. e qual era o papel dela. Em retrospecto, isso é bem triste, um garoto de 12 anos assistindo pessoas conversando com amigos e analisando porque ele mesmo não consegue fazer o mesmo. Porém essa experiência me fez entender bastante como as pessoas funcionam e como eu não funciono como elas. Foi nessa fase, em torno dos meus 14 anos, que eu recebi meu laudo de autista e me juntei ao grupo logo em seguida, o que fez toda essa análise fazer ainda mais sentido.

Nosso sistema educacional foi feito para formar trabalhadores, não cidadãos. Fizemos avanços em revisar isso, mas nem de longe o suficiente. O jeito como o sistema educacional funciona é tentar padronizar todas as pessoas para o mesmo formato, tornando mais fácil as utilizar. Simplesmente as tornar mais um tijolo na parede. E gente como eu, e especialmente eu, é o completo oposto de algo padronizado e fácil de utilizar.

2) Autista anônimo (25 anos), relatou sua vivência com bullying, mas em um contexto pouco conhecido na literatura. A migração de estudante autista de escola particular para o contexto da escola pública

Nos primeiros anos da escola, eu mal sabia amarrar os meus sapatos, quem fazia isso pra mim eram os meus amigos(as); eu tinha grande facilidade com as matérias, tirava sempre 10; como eu tinha um bom desempenho escolar e meu comportamento na escola era exemplar, eu não tinha muitos problemas até a quarta série.

Porém, quando as condições financeiras do meu pai pioraram, tive de ir morar num bairro pior e estudar numa escola pública; mal entendia o que estava acontecendo quando fui pro meu primeiro dia de aula; era uma barulheira danada, e as pessoas eram muito mal educadas, xingavam muito e faziam muito bullying.

Eu era de escola particular, então podia-se escrever nos livros que eram disponibilizados ou comprados, então escrevi num livro da escola pública também; um dos colegas que já era meio marginal disse: "Eu, hem, esse cara é doido, tá escrevendo no livro. Olhei sem entender nada, também olhei que tinha que botar nome no livro e havia espaço pra três nomes, não entendi nada, "O livro é meu, pra que três donos?" Só depois fui entender que o livro devia ser devolvido pra escola no final do ano letivo e assim teria um novo dono depois de mim.

Comecei a sofrer bullying nesse período, e relatava isso pro meu pai, e ele dizia sempre a mesma coisa, "Manda tomar no cu, desce a porrada..." E a minha mãe dizia "Chama a coordenação".

Bom, chamei a coordenação, e nada deu certo, me disseram pra parar de dar confiança pros alunos (como se eu desse confiança pra alguém ficar me batendo e xingando/botando apelido); resolvi então ouvir o meu pai e desci a porrada nos caras; um dia um deles ficou me enchendo a porra do saco, e eu desci logo uma sequência de socos nele; no meio disso um dos socos pegou na cara dele, deixei o olho dele roxo, e meu pai teve de ser chamado na escola.

Um dos repetentes da oitava série (eu era da quinta) falou que ia me encher de porrada na hora da saída; eu comecei a chorar, porque aquilo era covardia, o cara dava dois de

CORRENTE ALTERNATIVA

mim. Os colegas da sala perguntaram por que eu estava chorando, e eu relatei o motivo, disseram então que ele não ia encostar em mim. Realmente ele não fez nada e disse que estava só brincando, que não ia me bater, me perguntou o motivo de eu ter batido no amigo dele, eu disse que ele me bateu primeiro.

Uma semana depois, estava indo pra casa passando pela praia, um garoto amigo do que eu soquei gritou meu nome, eu disse que não ia até lá, ele disse "Não vou fazer nada não", então eu fui... Chegando lá ele falou que ia me bater, então eu botei minha bolsa no chão e falei "Vem então", e armei os braços pra ir pra cima dele bater nele, e tinham uns 4 amigos dele em volta; ele falou pra mim: "Não quero brigar não, era só pra ver se você era corajoso".

Um dos amigos dele tinha pegado minha bolsa, e ele disse pra me devolver; fiquei conversando com ele um tempo e ele acabou virando meu amigo.

Já no ensino médio, as coisas mudaram, comecei a fumar cigarros, a ficar descolado, fazer piadinhas, era o engraçadão da turma, tirava notas ruins de propósito pois eu sabia toda a matéria, mas não queria sofrer o bullying por ser inteligente demais.

Eu gostava bastante de matar aula desde a 7ª série, achava um saco ficar dentro da sala escutando a mesma merda todo dia, e pior, os professores também eram um saco porque não me escutavam, eu sempre estava certo das minhas falas corrigindo-os, mas eles ficavam bravos e me censuravam.

As pessoas são muito emocionais; isso acontece comigo até hoje em qualquer lugar, dou uma de Sheldon e corrijo a pessoa e ela se sente ofendidíssima como se eu tivesse cometido um crime contra a integridade física dela. Não era deboche, eu nem estava rindo nem nada, estava sério e apenas corrigindo a pessoa para uma melhor performance grupal de todo mundo; não vem ensinar coisa errada não; depois as pessoas repetem informações erradas e ninguém sabe por que.

Como eu matava muita aula, fui apresentado ao cigarro; meu pai é fumante e eu sempre detestei o cheiro de cigarro, porém era a minha chance e porta de entrada para o mundinho dos descolados que são protegidos. Comecei a fumar, e a minha social melhorou 1.000%; ora, as crianças morriam de medo de quem fumava, precisava nem ser marginal, era só colocar um cigarro na boca que já tinham medo de você; passei então a conhecer os marginais e as pessoas mais rebeldes, eles gostavam de mim porque eu era muito sincero, achei então um lugar onde eu era valorizado por falar a verdade; ao contrário da escola, as pessoas na rua valorizavam a minha sinceridade, então comecei a fazer amigos. Enfim, nas vezes que eu matava aula, escapava daquele sofrimento da aula e ao mesmo tempo conhecia um mundo perigoso nas ruas, depois ia pra casa jogar no computador, hahaha.

No ensino superior o negócio melhorou muito, eu já sabia que era autista e também não era mais uma criança medrosa ou um adolescente rebelde, eu aceitei então a minha inteligência e resolvi não cometer os mesmos erros do começo da minha vida e do final da adolescência; no ensino médio eu tirava notas péssimas e ficava de prova final em quase todas as matérias, pra então fechar a prova final e deixar os professores malucos; uma delas, uma querida professora de português que eu gostava muito (mesmo detestando a matéria), me disse: "Você sabe a matéria toda, mais que seus colegas! Por que não estudou o ano todo?" Eu ri e acho que respondi da seguinte forma: "Eu detesto estudar coisas que eu não tenho interesse..." (claro, saiu do hiperfoco do autista, ele tende a perder o interesse).

Mas não vamos perder o fio da meada; na faculdade eu era um excelente aluno, assumi a minha inteligência, ainda fumante, mas não porque queria me enquadrar em nenhum grupinho social, já estava viciado (na presente data desse relato, já faz oito meses que parei de fumar).

Nas aulas eu era sempre muito focado, já que era uma faculdade de meu interesse, sempre quis fazer psicologia pra entender por que as pessoas eram malucas, inclusive eu; não existe ninguém normal nesse planeta, e o que classificam como normal é só alguém que não saiu da "curva" demais.

Como meu hiperfoco me ajuda, tenho notas acadêmicas excelentes, sempre tiro as maiores notas, fico muito feliz com as boas notas, mais ainda, feliz de hoje poder segurar a vontade de corrigir os erros do professor; dessa forma, não sou punido ou censurado.

Os trabalhos acadêmicos são feitos em questões de minutos, nunca levo muito tempo para fazer provas ou realizar algum trabalho, porém os seminários foram um desafio inicialmente, pois eu nunca havia apresentado um seminário antes no ensino médio nem no fundamental; eu faltava nos dias que era pra apresentar trabalho, então eu não tinha treinado nada, não tinha o hábito de falar pra sala, adquiri isso no ensino superior, ficava dando aula pra mim mesmo dentro do meu quarto, me ensinando, então eu chegava na sala e tentava ensinar as pessoas o que eu tinha aprendido; com isso o 10 costumava aparecer nas minhas notas.

Na faculdade ninguém se importa se eu estou ali dentro só pra estudar, então, se eu quiser ficar sozinho, ninguém liga, mas eu gosto de interagir (só tenho dificuldade em iniciar), então eu até me socializo bem, as pessoas até estranham quando falo que sou autista, nas palavras delas: "Como assim autista? Ele faz contato visual!"

"Autista? Deve ser bem leve então né?" (isso me dá uma raiva...)

"Ah, eu não sabia que você tinha problema, você parece tão normal" (problema tem quem fala isso... haja paciência pra não responder merda).

Pra finalizar, gostaria de acrescentar que nós autistas temos muitos direitos dentro do âmbito escolar e acadêmico; se a escola ou faculdade tiver bons profissionais da área da pedagogia, esses direitos são mais fáceis de serem veiculados, porém, na maioria dos casos, sabemos que isso não acontece.

3) A escola, paradoxo para os diferentes: depoimento de Cleberson Varques

Para uma pessoa como eu, a escola é ao mesmo tempo a imagem de um pesadelo e um vislumbre de um sonho.

Eu, como muitos Aspergers, sou naturalmente questionador e curioso. A maioria de nós, pelo que eu vejo, gosta de aprender. Nisso, uma BOA escola ajuda muito. Sempre tem aquele professor especial, que percebe seu potencial e tenta tudo que pode pra fazer você alcançar esse dom. A escola é também o primeiro ambiente em que convivemos com pessoas fora da esfera familiar, diferentes, algo necessário a todo ser humano e simplesmente indispensável para nós.

Por outro lado, colocar pessoas com dificuldades sociais variadas e interesses muito específicos em um ambiente como esse é sempre um desafio. Sempre há outros alunos que não entendem ou não querem aceitar o diferente. Nem todos os profissionais da área estão preparados pra lidar com um menino que consegue aprender línguas mais rápido do que eles conseguem ensinar. Poucos educadores e alunos conseguem perceber ou compreender quando a luz de uma lâmpada ou o ruído ensurdecedor das conversas paralelas causa dor a uma menina.

De minha parte, eu amava as oportunidades da escola e detestava a bagunça das salas de aula. Como meus pais se focavam mais em comprar livros educativos, a biblioteca da escola foi meu primeiro acesso à literatura apropriada ao meu gosto e maturidade mental, como Sítio do Picapau Amarelo e O Menino do Dedo Verde (as escolhas de literatura de meus pais recaíam fundamentalmente sobre clássicos que apareciam em provas e concursos, como Machado de Assis). Já a convivência com outros alunos era uma tortura (apesar de, no fim das contas, ter ajudado a aprimorar minha resistência a estímulos e habilidade social). Outra coisa digna de nota era que, apesar de eu não ser o tipo de aluno que desafia as regras, eu simplesmente achava alguns esforços desnecessários. Por que estudar três capítulos de Português pra uma prova, se eu já havia decorado o livro todo? Por que eu me daria ao trabalho de anotar qualquer coisa sobre o nome das cores em Inglês, se eu já lia textos inteiros? Sinceramente, só não tive maiores problemas com alguns professores por pura sorte.

Tive uma boa cota de experiências, tanto muito boas como ruins. Eu era um alvo fácil para os idiotas de plantão. Pra mencionar uma das piores situações, quando eu estava na metade da 8ª série, uma garota me procurou dizendo que estava a fim de me namorar. Passado o choque inicial, pedi um tempo pra pensar numa resposta. No intervalo seguinte, disse a ela que nunca havia pensado nela dessa forma, mas que, se ela estava realmente disposta, podíamos ver no que ia dar. Não foi preciso meia hora pra outro cara da nossa turma me procurar. Todo sem graça, ele me contou que tinha sido um teste, um plano para provar que eu era gay. Mas, quando eles perceberam que não era bem assim, e que eu estava realmente acreditando, eles se sentiram culpados. Aquilo foi um duro golpe na minha autoestima e no meu coração. Não dirigi uma palavra a nenhum dos dois durante o resto do ano, e, pelo jeito como eles baixavam a cabeça quando me olhavam, isso foi muito sentido.

Mas a escola foi um lugar de aprendizado sobre esse sentido também. Passei por várias fases e formas de reação às cons-

tantes provocações e humilhações. Começando no silêncio, passei pelo medo, pela agressão preventiva, a revolta, até que finalmente cheguei ao que eu chamo de Iluminação, quando finalmente (já com um pé na faculdade) percebi que não valia a pena se irritar com esse tipo de coisa. E foi na faculdade que eu teria minhas maiores vitórias nesse sentido.

No fim do primeiro dia, os veteranos cercaram as portas das salas. O motivo de sempre: trotes. Mas eu sempre detestei a ideia de raspar a cabeça. Lembro que um outro calouro comentou comigo, visivelmente em pânico "Eles vão pegar a gente!" Apenas respondi: "Eles vão tentar". Quando deu o sinal, arrumei minhas coisas com a calma de quem não tinha pressa pra ir embora. Fui um dos últimos a ir pra porta. O calouro na minha frente foi literalmente agarrado por um bando de veteranos, e um deles veio na minha direção. Eu parei e olhei diretamente pra ele. O sorriso do sujeito sumiu. Ele ficou alguns segundos parado, e depois saiu da minha frente. Os outros o imitaram, e eu saí, sem uma palavra. Essa foi apenas a primeira provação que eu enfrentaria lá.

A segunda foi um par de desenhos que fizeram de mim. Antes de vê-los, eu já havia ouvido as conversas. Decidi fingir que não estava sabendo de nada, mesmo quando eles foram colocados na frente da sala. Talvez tenha sido essa minha atitude que motivou o que aconteceu em seguida. Dois dias depois, alguém fez questão de me mostrar algo no quadro de avisos principal da faculdade: eram os benditos desenhos. Um era uma simples caricatura, com uma barriga cinco vezes maior que o tamanho real; o outro era pior, mostrando uma versão minha de biquíni, dançando na "boquinha da garrafa". Não precisei nem olhar pros lados pra saber que todo mundo esperava um show da minha parte. Algo que eu me recusei a fazer. Levei um bom meio minuto analisando os desenhos e quando alguém (o palhaço que havia me carregado até ali) me perguntou o que eu achava, eu disse com o maior ar de especialista que eu pude: "Nada mal. O cara que fez isso tem talento. Devia fazer Belas Artes, me virei e fui embora, rindo da estupidez da situação. Infelizmente para os brincalhões, a Reitoria não achou tão engraçado uma chacota desse nível acabar no quadro de avisos, e tomou providências mesmo sem eu ter prestado queixa.

Enfim, o que eu posso dizer sobre a escola? Será difícil? Claro. Doloroso? Um pouco. Assustador? Pode apostar. Mas é importante. E sempre pode melhorar. Cabe apenas a nós lutar por isso, e criar um futuro melhor para nós e nossos filhos.

4) Vivência escolar: depoimento de Hingle Kelly de Novaes Gonçalves

Falar sobre vivência escolar me remete sentimentos ruins, angústia, desamparo, medo, incapacidade e revolta, dentre outros sentimentos.

O que mais me marcou mesmo não foi a minha história escolar, pois a minha na década de 80/90 se resumia em decorar coisas e tirar boas notas; na verdade, apenas uma reclusão, ou melhor, uma introspecção, ou uma anulação. Sobrevivi, esse é o resumo.

Porém, vivência escolar marcante foi com os meus filhos. Era chamada na escola praticamente todos os dias; com quatro anos, meu filho já sabia ler e escrever palavras básicas, como "bola" e "dado". Pois bem, um encanto um filho no jardim alfabetizado não é mesmo? Errado, o pesadelo começou por que o meu filho tinha aprendido antes do tempo. No jardim de infância as reclamações já começaram a surgir, "Seu filho não tem interesse em nada que eu apresento em sala, ele não para um minuto e atrapalha o desenvolvimento das outras crianças". Foi então que a diretora da pré-escola sugeriu que ele tivesse mais estimulo em uma escola mais exigente. Acabei matriculando-o em uma escola privada pequena dentro bairro mesmo. Não ajudou em nada pois ele sempre avançava mais que os colegas e as reclamações não tinham fim. E assim seguimos, vários anos sempre indo às escolas praticamente todos os dias. A hiperatividade já era algo quase que incontrolável, buscamos ajuda médica, que receitou Ritalina aos seis anos. Daí para frente sempre muitos atritos e vários convites para se retirar da escola; houve professor que disse [que] meu filho nunca chegaria a lugar nenhum, "Ele só serve para atrapalhar"; depois de adulto ele mesmo me contou que o professor estimulava os outros alunos a baterem nele; nessa época ele era muito questionador sobre as questões em sala de aula, debatia com propriedade sobre os assuntos e algumas vezes ele estava certo e o professor tinha se enganado, e isso causava uma revolta ainda maior nos professores, que exigiam que ele copiasse a matéria no caderno, mas nem caderno ele tinha, porém as melhores notas eram as dele; no total foram oito escolas; somente aos doze anos as coisas começaram a amenizar um pouco, encontramos uma instituição que trazia uma esperança de

CORRENTE ALTERNATIVA

ajuda para a nossa via sacra. Um menino muito inteligente diagnosticado como TDAH e TOD que escola não sabia como trabalhar. Nessa época, aos doze a treze anos, aquele menino continuava debatendo e revoltado, apenas um pouco mais arredio pelos cantos. Foi quando nessa mesma instituição alguém me disse pela primeira vez que meu filho era um menino lindo e inteligente e que gostava de trabalhar com ele. Aquilo foi como uma brisa suave para mim, meu filho não é o monstro que todos dizem. Com muito sacrifício, ele não evadiu, mas no primeiro ano acabou reprovando. A escola era o pior lugar do mundo para ele, e o sacrifício de fazê-lo continuar era imenso. Até que no segundo ano ele não já não ia mais à escola, conseguiu concluir o ensino médio somente com a prova do Enem. Nós mães de filhos especiais nos sentimos completamente perdidas indo de uma escola para outra, cansadas, sozinhas e sempre buscando um caminho para que nossos filhos possam exercer a inclusão, um sistema educacional fragilizado onde não há profissionais preparados, nem recursos para atender nossos filhos, que ficam à mercê de uma escola que o diminui e desumaniza. Mães que só querem uma educação para seus filhos. Infelizmente experiências boas vivenciadas na escola ainda não tivemos, quem sabe para os meus netos posso ainda viver bons momentos educacionais.

5) O pânico da matemática: depoimento de Irineu Saibel

Na infância minha alfabetização foi em uma igrejinha católica no estado da Bahia (Santo Antônio, Itamaraju). Resolver problemas de matemática, meu Deus! Que pânico! Um dia foi terrível; tinha que responder a tabuada. Se não soubesse, tomava bolo, mas não esse de padaria. Era uma palmatória de madeira. Se errasse, estendia a mão e tomava bolo. Já estava com minha mão calejada. Nesse dia ela me chamou, eu baixei a cabeça. Ele veio até minha cadeira, tentou me puxar à força. Nisso eu puxei meu braço de volta e torci o braço dela e quebrei. E assim trouxe o medo da matemática comigo até hoje.

Foram repetidas recuperações do ensino fundamental até o ensino médio. Aos 33 anos finalizei o ensino médio no supletivo. Com 45 anos finalizei o ensino técnico por sugestão de minha esposa. E lá estava a matemática e as fórmulas que não faziam sentido.

Mercúrio, Vênus, Terra, Marte, Júpiter, Saturno, Urano, Netuno e Plutão.

Uma lembrança boa. Quando tomei conhecimento desses planetas, ouvi uma vez e nunca mais esqueci. Gostava dessa aula.

6) Murilo de Oliveira Santos (21 anos)

Aos sete anos, a minha professora percebeu que eu tinha algo diferente devido a minha falta de atenção. Não conseguia ficar quieto em sala de aula e tinha dificuldade em me enturmar.

No Ensino Médio, 2º para o 3º ano, o diretor chamou minha mãe para conversar e falou do autismo.

7) Tacito Fabricio Barbosa

Não dá para falar nada, já que vou começar isto este ano, mas, quanto à escola de ensino fundamental e médio, posso dizer que estava dopado de remédios de diagnósticos errados, por isto fui o esquisito, fui só mais um aluno, fui o isolado, fui o calmo, fui o indiferente, fui o brigão, mas não fui o "eu mesmo".

Vou começar uma faculdade, e minha mãe e irmãos já começam a me atentar na questão de horário e outras coisas relacionadas com a faculdade. Cara, o pessoal ainda não me deu o cronograma das matérias e todo mundo já começa a dar pitaco sobre o que eu devo fazer e não fazer lá e ainda reclamam se falo com rispidez sobre este assunto. As primeiras semanas, vi que vou ter problemas com duas coisas, o vício deles de ficar fumando (se só fosse o cigarro, dava para aguentar) e as militâncias de lá (o grupo LGBT e etc. querendo os privilégios como o legislativo de Brasília). Posso conviver com o segundo, só tem que falar o que eles querem ouvir e dado uma opinião contrária disfarçada (como as piadas na TV da época da ditadura); fora isto, está bom fazer a graduação.

Referências

AGÊNCIA SENADO. Lei Romeo Mion cria carteira para pessoas com transtorno do espectro autista. **Senado Notícias**, Brasília, 9 jan. 2020. Disponível em: https://www12.senado.leg.br/noticias/materias/2020/01/09/lei-romeo-mion-cria-carteira-para-pessoas-com-transtorno-do-espectro-autista. Acesso em: 30 jul. 2022.

AMARAL, C. E. R. Lei nº 12.764/2012: direitos da pessoa com transtorno do espectro autista. **JUS.com.br**, [s. l.], 18 abr. 2016. Disponível em: https://jus.com.br/artigos/48333/lei-n-12-764-2012-direitos-da-pessoa-com-transtorno--do-espectro-autista. Acesso em: 17 jul. 2022.

BRASIL. [Constituição (1824)]. **Constituição Politica do Imperio do Brazil (de 25 de março de 1824)**. Rio de Janeiro: Secretaria de Estado dos Negocios do Imperio do Brazil, 1824. Disponível em: http://www.planalto.gov.br/ccivil_03/Constituicao/Constituicao24.htm. Acesso em: 8 jul. 2022.

BRASIL. [Constituição (1988)]. **Constituição da República Federativa do Brasil de 1988**. Brasília: Presidência da República, 1988. Disponível em: http://www.planalto.gov.br/ccivil_03/constituicao/constituicao.htm. Acesso em: 8 jul. 2022.

BRASIL. **Convenção sobre os direitos das pessoas com deficiência**. Brasília: Presidência da República, 2008.

BRASIL. Lei nº 4.024, de 20 de dezembro de 1961. Fixa as Diretrizes e Bases da Educação Nacional. **Diário Oficial [da] República Federativa do Brasil**, Brasília, 27 dez. 1961.

BRASIL. Lei nº 9.394, de 20 de dezembro de 1996. Estabelece as diretrizes e bases da educação nacional. **Diário Oficial [da] República Federativa do Brasil**, Brasília, 23 dez. 1996.

BRASIL. Lei nº 12.764, de 27 de dezembro de 2012. Institui a Política Nacional de Proteção dos Direitos da Pessoa com Transtorno do Espectro Autista; e altera o § 3º do art. 98 da Lei nº 8.112, de 11 de dezembro de 1990. **Diário Oficial [da] República Federativa do Brasil**, Brasília, 28 dez. 2012.

BRASIL. Lei nº 13.005, de 25 de junho de 2014. Aprova o Plano Nacional de Educação (PNE) e dá outras providências. **Diário Oficial [da] República Federativa do Brasil**, Brasília, 26 jun. 2014.

BRASIL. Lei nº 13.663, de 14 de maio de 2018. Altera o art. 12 da Lei nº 9.394, de 20 de dezembro de 1996, para incluir a promoção de medidas de conscientização, de prevenção e de combate a todos os tipos de violência e a promoção da cultura de paz entre as incumbências dos estabelecimentos de ensino. **Diário Oficial [da] República Federativa do Brasil**, Brasília, 15 maio 2018.

BRASIL. Lei nº 13.977, de 8 de janeiro de 2020. Altera a Lei nº 12.764, de 27 de dezembro de 2012 (Lei Berenice Piana), e a Lei nº 9.265, de 12 de fevereiro de 1996, para instituir a Carteira de Identificação da Pessoa com Transtorno do Espectro Autista (Ciptea), e dá outras providências. **Diário Oficial [da] República Federativa do Brasil**, Brasília, 8 jan. 2020.

BRASIL. Ministério da Educação. Secretaria de Educação Especial. **Estratégias para a educação de alunos com necessidades educacionais especiais**. Brasília: Ministério da Educação, Secretaria de Educação Especial, 2003. Disponível em: http://portal.mec.gov.br/seesp/arquivos/pdf/serie4.pdf. Acesso em: 20 jul. 2022.

FIGUEIRA, E. **Caminhando em silêncio**: uma introdução à trajetória das pessoas com deficiência na história do Brasil. São Paulo: Giz, 2008.

GRINSPUN, M. P. S. Z. **Supervisão e orientação educacional**: perspectivas de integração na escola. São Paulo: Cortez, 2006.

INSTITUTO NACIONAL DE ESTUDOS E PESQUISAS EDUCACIONAIS ANÍSIO TEIXEIRA (INEP). **Censo da educação básica 2018**: notas estatísticas. Brasília: Inep, 2019a.

INSTITUTO NACIONAL DE ESTUDOS E PESQUISAS EDUCACIONAIS ANÍSIO TEIXEIRA (INEP). Diretoria de Avaliação da Educação Básica. **O atendimento diferenciado no Enem (nota técnica)**. Brasília: Diretoria de Avaliação da Educação Básica, 2012.

INSTITUTO NACIONAL DE ESTUDOS E PESQUISAS EDUCACIONAIS ANÍSIO TEIXEIRA (INEP). **Relatório do 2º ciclo de monitoramento das metas do Plano Nacional de Educação – 2018**. 2. ed. Brasília: Inep, 2019b.

KLIN, A. Autismo e síndrome de Asperger: uma visão geral. **Revista Brasileira de Psiquiatria**, [s. l.], v. 28, n. 1, 2006. Supl., p. 3-11.

MARTINS, J. **Didática geral**. 2. ed. São Paulo: Atlas, 1990.

ORGANIZAÇÃO DAS NAÇÕES UNIDAS (ONU). **Declaração de Salamanca e linha de ação sobre necessidades educativas especiais**. Brasília: Coordenadoria Nacional para Integração da Pessoa Portadora de Deficiência, 1994.

ORGANIZAÇÃO DAS NAÇÕES UNIDAS (ONU). **Declaração universal dos direitos humanos**. Paris: ONU, 1948. Disponível em: https://brasil.un.org/pt-br/91601-declaracao-universal-dos-direitos-humanos. Acesso em: 8 jul. 2022.

ORRÚ, S. E. Alunos com síndrome de Asperger: o intérprete de enunciados e o acesso à educação superior. **Revista Educação em Perspectiva**, Viçosa, v. 9, n. 3, p. 668-693, 18 jan. 2019. Disponível em: https://periodicos.ufv.br/ojs/educacaoemperspectiva/article/view/7068/2872. Acesso em: 16 jul. 2019.

Indicações Bibliográficas

BRUNA, M. H. V. Transtorno do espectro autista (TEA). **Drauzio Varella**, [s. l.], 30 jan. 2014. Disponível em: https://drauziovarella.uol.com.br/doencasesintomas/tea-transtorno-do-espectro-autista-ii/. Acesso em: 5 maio 2020.

INSTITUTO NACIONAL DE ESTUDOS E PESQUISAS EDUCACIONAIS ANÍSIO TEIXEIRA (INEP). **Censo da educação superior 2011**: resumo técnico. Brasília: Inep, 2013.

INSTITUTO NACIONAL DE ESTUDOS E PESQUISAS EDUCACIONAIS ANÍSIO TEIXEIRA (INEP). **Censo da educação superior 2017**: divulgação dos principais resultados. Brasília: Diretoria de Estatísticas Educacionais – Deed, 2018.

ORGANIZAÇÃO DAS NAÇÕES UNIDAS (ONU). **Convenção sobre os Direitos das pessoas com deficiência**: Doc. A/61/611. Nova Iorque: ONU, 13 dez. 2006.

REVISTA AUTISMO. [S. l.], ano 5, n. 4, mar. 2019. ISSN 2596-0539.

ROSSATO, L. A.; LÉPORE, P. E.; CUNHA, R. S. **Estatuto da Criança e do Adolescente**: Lei 8.069/90: artigo por artigo. 4. ed. rev., atual. e ampl. São Paulo: Revista dos Tribunais, 2012.

SÃO PAULO (Estado). Ministério Público. **Guia prático**: o direito de todos à educação. São Paulo: Ministério Público, 2012.

SOUZA, M. A. **Movimentos sociais e sociedade civil**. Curitiba: Iesde, 2009.

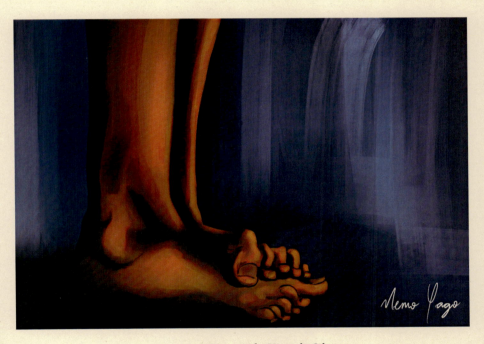

Autor: Luiz Fernando Yago da Silva

3

HABILIDADES SOCIAIS

A inteligência emocional é uma forma de reconhecer, entender e escolher como pensamos, sentimos e atuamos. Forma nossas interações com as outras pessoas e nosso próprio entendimento. Define como e por que aprendemos; nos permite estabelecer prioridades; determina a maioria de nossas ações diárias.

(J. Freedman, 2011)

Habilidades sociais: todos nós temos?

Para entender habilidades sociais, é importante entender o conceito de outras palavras. Segundo Del Prette e Del Prette (2001, p. 34, *grifo das autoras*):

> *Desempenho Social:* são sequências de comportamentos que ocorrem em um ambiente social.
>
> *Competência Social:* o indivíduo deve "atuar" de acordo com seus pensamentos e sentimentos no contexto social.
>
> *Empatia:* é aplicar-se a compreender o outro.
>
> *Assertividade:* é saber questionar seus direitos sem desrespeitar o outro.
>
> *Não assertividade:* quando respondemos por medo de afetar nossa relação com o outro.

Agora podemos conceituar habilidade social. São as classes de comportamento existente no repertório de vivências do indivíduo que favorece um desempenho social assertivo (DEL PRETTE; DEL PRETTE, 1999). "Habilidade social" é a atitude do indivíduo no contexto social.

É saber dizer não, pedir favores, expressar sentimentos positivos e negativos, iniciar, manter e terminar uma conversação, defender os próprios direitos, recusar pedidos, expressar incômodo ou desagrado, desculpar-se e administrar críticas cotidianas. Tanto os elementos verbais quanto os não verbais (ex., contato visual e qualidade da voz) são importantes para a interação social (CABALLO, 1996).

As habilidades sociais são adquiridas por meio da ação da vivência ou modelação durante o convívio social. Elas são aprendidas desde a infância. Pais, avós e professores são responsáveis por trabalhar as interações sociais. Pedir o filho para dar recado a vizinho, ser cordial com as pessoas no elevador ou na rua faz parte desse aprendizado. O núcleo familiar e escolar é o local onde crianças e adolescentes deveriam aprender a expressar seus sentimentos para ter um traquejo social adequado na vida adulta (DEL PRETTE; DEL PRETTE, 2006).

É a infância e a adolescência o período mais importante para o treino das habilidades sociais. As atitudes sociais assertivas são construídas durante a vivência do indivíduo com outras pessoas. Habilidades de comunicação e traquejo social geram amizade, respeito e uma convivência agradável (DEL PRETTE; DEL PRETTE, 2006).

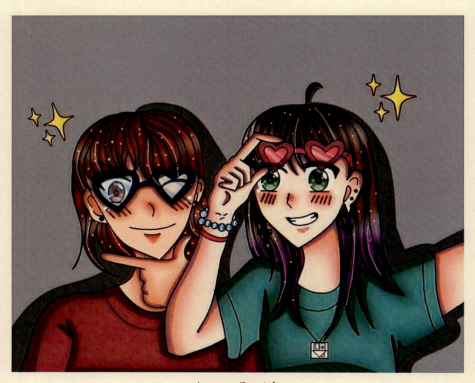

Autora: Graziele

CORRENTE ALTERNATIVA

Para Silva (2014), somos sociais desde o momento de nosso nascimento, desempenhamos papéis e estabelecemos relações necessárias para nossa construção como indivíduos sociais, éticos, profissionais e em qualquer outro tempo de nossa vida.

O abraço, o sorriso e o olhar fazem-nos sociáveis. Esse padrão é comum em uma criança neurotípica.

A pessoa com autismo tem suas relações sociais com atitudes diferenciadas e ela age de uma maneira mais discreta, tendo dificuldade de expor suas aflições. Geralmente são pessoas que preferem ficar em casa em seu próprio quarto.

É comum que crianças, adolescentes e adultos com transtornos do espectro autista com rebaixamento nas funções executivas tenham prejuízo para entender e realizar as habilidades sociais. Possuem dificuldade para elaborar hipóteses, pouca flexibilidade mental, são inseguras para tomar decisões, têm dificuldade de fazer julgamento crítico e ter autopercepção.

O uso de técnicas cognitivo-comportamentais predomina na área de intervenções em habilidades sociais (CABALLO, 2003; DEL PRETTE; DEL PRETTE, 1999). A intervenção Treino de Habilidades Sociais (THS) em pessoas com autismo e com diagnóstico de transtorno opositor desafiador é eficaz.

Padovani e Assumpção Junior (2010) ressaltam que o treinamento em habilidades sociais é uma intervenção que se baseia no modelo cognitivo-comportamental, utilizando, assim, práticas provenientes das psicoterapias desse modelo. As técnicas são escolhidas depois de o indivíduo realizar avaliações neurocognitivas e observações comportamentais. As intervenções são realizadas levando em consideração os déficits bem como a maturidade cognitiva da pessoa.

O treinamento pode ser realizado em atendimentos individuais ou grupais. A sessão terapêutica em grupo tem o benefício de oferecer a prática do THS com outras pessoas.

Em nossa prática clínica, o uso do treinamento de habilidades sociais dá-nos retorno satisfatório. O treino tem início nas sessões na clínica, e em alguns momentos saímos com nosso paciente para observar seu traquejo social em ambientes que antes causavam aflição e ansiedade. A melhoria nas habilidades sociais traz crescimento socioafetivo.

Sabemos que o autismo não tem cura, mas um traquejo social adequado transforma a vivência social da pessoa autista. A pessoa torna-se adequada socialmente. Consegue ficar mais despojada ao se vestir, é capaz de ficar em um grupo maior, faz piadas com suas dificuldades sociais.

Estamos na época da quarentena do coronavírus. As escolas estão tentando dar continuidade às disciplinas por aulas on-line. Os adolescentes e os pré-adolescentes com autismo demoraram a reconhecer essa nova possibilidade de rotina. As aulas do ensino médio na disciplina de História e Língua Portuguesa eram "recheadas" de piadas e metáforas. Em alguns momentos dos atendimentos por videochamada, precisei ajudar o paciente autista a entender os exercícios. É uma modalidade de aula diferente da habitual, sem contexto social e com adaptações geralmente inadequadas para as pessoas especiais. Em contrapartida, para muitos autistas, esse período de quarentena está maravilhoso, pois ele não precisa sair de casa nem encontrar com pessoas.

A seguir, o relato de pessoas com TEA do grupo Corrente Alternativa que viveram momentos difíceis na vida social e as transformações com a convivência no grupo oportunizando maior desenvoltura nas habilidades sociais.

Depoimentos de pessoas do grupo da ONG Corrente Alternativa

1) Cleberson Varques

É um pouco difícil falar disso. Nunca realmente me incomodei com esse tipo de coisa. Eu sempre fui uma pessoa de poucos amigos, em parte por ter adquirido a noção de que os amigos são a família que escolhemos. Por essa razão, não costumo dar esse título a pessoas com que não me importo muito ou conheço realmente. Nos locais onde trabalhei ou estudei, sempre considerei a maioria das pessoas que conheci como colegas. Outro problema pra mim é a questão da confiança. Quando você é humilhado e ridicularizado tantas vezes quanto eu fui, acaba criando uma barreira para se proteger, mantendo uma distância segura de pessoas novas. Não quer dizer que eu não tenha amigos, apenas que eu seleciono cuidadosamente, e os poucos que possuo são verdadeiros.

Acho que minha primeira amizade foi um menino chamado Cláudio. Ele é o filho mais velho de uma amiga da minha mãe e vizinho nosso na época em que nos mudamos para Chácara Parreiral, no município de Serra. Até hoje não sei dizer ao certo como nos tornamos amigos (provavelmente por causa da proximidade constante de nossas famílias), mas lembro com carinho da alegria e do sorriso dele. Atualmente, ele é membro de uma banda até bem conhecida na Grande Vitória.

CORRENTE ALTERNATIVA

A maioria das minhas amizades de infância e juventude surgiu por contatos que ocorreram em fliperamas ou locadoras de games. Na época de ouro desse tipo de negócio, quando Street Fighter II surgiu, eu desenvolvi o hábito de passar horas nesses lugares. Fatalmente, meninos da mesma faixa etária e mesmos interesses acabavam se aproximando. Foi assim que eu conheci Alex e muitos outros.

Alex era o tipo de figura que chamava atenção. Magro, com a típica aparência do nerd esquisitão com óculos de fundo de garrafa, ele era na época uma pessoa muito falante e agradável. Tínhamos muitos interesses em comum, como artes marciais e animais. Ficávamos tanto tempo juntos que uma tia minha me perguntou, preocupada, se ele não seria gay e estaria com segundas intenções. Ri muito disso, e respondi que, se fosse assim, ele já teria tentado fazer alguma investida há muito tempo. Quando contei isso a Alex, ele caiu na gargalhada e confessou que uma parenta sua havia feito a mesma coisa. Ficamos um bom tempo rindo disso. Com o passar dos anos, ele se mudou e perdemos contato.

Na verdade, às vezes nem eu entendo como algumas pessoas me aguentam. Sou uma pessoa extremamente sistemática, e posso facilmente passar dos limites, se me sentir enganado ou se bagunçam minha organização. Essa característica já provocou situações complicadas com alguns amigos, como Fábio.

Fábio foi meu vizinho quando moramos no bairro Surinam, em Coronel Fabriciano. Vindos de uma família difícil, ele e seus irmãos foram meio que adotados pela nossa família, chegando até a passar férias conosco e participar da festa de bodas dos meus avós. Eu ia tanto à casa deles que o cachorro da família, famoso por ser agressivo com pessoas de fora, me reconhecia. Eu era o único menino da rua que ele não tentava morder. Mas Fábio e eu tivemos uma séria briga quando desconfiei que ele tinha roubado um par de revistas na minha casa. Hoje em dia isso ficou pra trás, mas na época foi uma discussão bem desagradável. Uma das minhas amizades mais profundas até hoje é Ricardo, que conheci ao me mudar para Nova Almeida. Atleta e lutador, Ricardo é o tipo de sujeito que mata e morre pelas pessoas de quem gosta. Nos tornamos companheiros quando ele me defendeu de um grupinho que me ridicularizava pelas costas, e nos tornamos amigos quando ele criou coragem para criticar algumas atitudes minhas de forma respeitosa. Ele é o maior exemplo de amizade que posso dar, pois essa relação foi benéfica para nós dois. Emulando um pouco de sua atitude, eu me tornei mais seguro e decidido, ao passo que ele aprendeu comigo a ser mais calmo e ponderado. Acho que isso é o mais valioso em um amigo: ser uma pessoa que te ajuda a ser melhor do que você era.

Sei que talvez eu esteja parecendo meio vago, mas é apenas porque, se eu fosse colocar aqui tudo que eu tenho para dizer de cada um dos meus amigos (incluindo alguns que eu não mencionei aqui), não haveria papel suficiente. Cada um deles foi importante em algum momento da minha vida, e todos sempre serão uma parte do homem que me tornei. A pergunta que me fazem, se é fácil para mim fazer e manter amigos, é ao mesmo tempo muito complexa e extremamente simples. Nunca é fácil conviver com os outros. Exige compromisso, compreensão e capacidade de perdoar. Mas é recompensador e de extrema importância no crescimento de qualquer pessoa. Então, se me permitem, deixo apenas um conselho: Se perceber que alguém quer se abrir pra você, se permita aceitar, e permita que ela entre. Algumas vezes, poderá ser doloroso, mas nunca deixará de valer a pena.

2) Tacito Fabrício Barbosa

Ainda não mudei o meu comportamento sobre amizade, levo de seis meses a uns anos para considerar alguém como colega; e, sobre manter, se ficar de 1 a 2 anos longe da pessoa, eu esqueço que ela existe. Por que faço isto, pode ser defesa ou pior, como fiquei pensando nestes 15 dias, comodismo e preguiça mais covardia; raramente vou para a casa de um ex-colega, alguma coisa me impede de tentar dar um passo e por isto volto à estaca zero. Estes anos devo ir contra a maré para não me arrepender daqui a 10 ou 20 anos, procurar conhecidos e ver como eles estão, só não sei como.

3) Gustavo Fantini é fotógrafo e relata sua vivência social fazendo associação com a câmera fotográfica

Eu vou representar minha visão como uma câmera DSLR (digital single-lens reflex). É o mais próximo do que posso mostrar meus pensamentos e emoções. Eu vejo pelo viewfinder a realidade. Quando vou apertar o botão do obturador e a imagem não corresponde com a realidade sem os três pilares ISO, OBTURADOR e DIAFRAGMA.

CORRENTE ALTERNATIVA

Eu vejo uma coisa e processo outra coisa. Algumas vezes de maneira bem distorcida. Uma situação que acontece comigo: eu me apaixonei por uma mulher, ela quer só amizade. Eu vejo a amizade na minha cabeça, e ela chega de maneira equivocada como uma esperança de conquistar ela e inúmeras situações. Também tenho uma fantasia, uma coisa que eu desejo acaba misturando as emoções: frustração, raiva, tristeza, medo. Procuro me afastar, me isolo, pois penso que as pessoas não gostam de mim. São pensamentos negativos que vêm e ficam martelando na sua cabeça, levando a depressão, e em algumas vezes causa o pensamento de suicídio, por não aguentar suportar essas emoções juntas.

4) Irineu Saibel (54 anos)

Nunca tive dificuldade para fazer contatos, mas, se vejo algo na pessoa que não está em acordo com meus princípios (o que eu acho certo pra mim), me afasto. Sempre houve uma pessoa especial; desde menino sempre me afeiçoei a uma pessoa e conseguia superar com facilidade as contrariedades. Hoje consigo lidar melhor, tolerar a todos. Aprendi a tolerar. É preciso tolerar.

5) Hingle Kelly Gonçalves

Vida social? Um mundo que eu tento me inserir sem sucesso.

Até muito tempo atrás eu nem percebia que eu não tinha vida social, fui apenas sendo empurrada e atropelada. Nunca gostei de tumulto, de festas, de barulho, então socializar sempre foi muito doloroso pois geralmente onde há vida social há barulho e pessoas.

Na minha infância só me recordo ter tido apenas uma amiga, a Juliana, no qual estávamos juntas o tempo todo, mas, toda vez que tínhamos que estar com um grupo de colegas, sempre ficava mais distante, separada, não gostava de brincar com muitas crianças; preferia brincar só com ela. Aos quinze entrei para igreja evangélica, onde fiquei até os trinta e cinco anos; nunca conseguia entender as irmãs que ao mesmo tempo que estavam juntas estavam falando e prejudicando umas às outras, então preferia me manter afastada, não me relacionava com elas.

Sempre foi muito difícil manter uma amizade porque, quando não gosto de alguma coisa, eu sempre falo, e isso de que as pessoas preferem que você seja sincera para mim é uma grande mentira; exemplo disso: uma "amiga" que tive teve um filho especial, e, pelo fato de eu afirmar que o filho dela era especial, ela se afastou de mim. Ela insistia em dizer que ele não tinha nada; depois disso conseguir entender que nem sempre podemos ser francos pois muitas pessoas não estão preparadas para a sinceridade. Uma amizade a distância de quase dez anos tinha se desfeito; sofro muito pois gosto muito dela e agora não a encontro mais para pedir desculpas. Minha terapeuta me esclareceu que não podemos falar a verdade sempre, devemos ter traquejo social, falar a verdade com jeitinho, r(s). Confesso que ainda estou tentando aprender esse jeitinho. Outra foi uma que conheci, e daquela vez parecia que eu tinha encontrado uma amiga, íamos à piscina juntas com os nossos filhos, ela me ajudou muito na preparação do aniversário do meu filho; realmente me sentia à vontade com ela, foi quando ela comprou um produto da Hinode com uma conhecida que eu tinha indicado, e essa veio me cobrar pois minha amiga não tinha pago. Simplesmente disse a ela: "Olha, se você está sem o dinheiro, eu pago, depois você me paga". Nunca mais ela falou comigo; também sinto falta dela. Tenho uma amiga que nos falamos há muito tempo por telefone, nos vemos muito raramente, talvez por isso ainda somos amigas. Não consigo manter por muito tempo as minhas amizades, sempre digo alguma coisa que acaba afastando as pessoas. Ultimamente tenho uma amiga que convivo há quatro anos, ela tem quatro filhos adoráveis, que gosto muito; dessa vez estou tomando mais cuidado com as palavras com a grande ajuda da minha terapeuta, que tanto tem contribuído nessa jornada.

Sinto muita falta de ter um grupo para participar; assim como vejo as colegas da faculdade se reuniram para sair, vejo as fotos das pessoas sempre em grupos, parecem bem felizes. Espero poder encontrar um grupo para interagir.

Referências

CABALLO, V. E. **Manual de avaliação e treinamento das habilidades sociais.** São Paulo: Santos, 2003.

CABALLO, V. E. **Manual de técnicas de terapia e modificação do comportamento.** São Paulo: Santos, 1996.

DEL PRETTE, Z. A. P.; DEL PRETTE, A. **Inventário de habilidades sociais (IHS-Del-Prette):** manual de aplicação, apuração. São Paulo: Casa do Psicólogo, 2001.

DEL PRETTE, Z. A. P.; DEL PRETTE, A. **Psicologia das habilidades sociais:** terapia e educação. Petrópolis: Vozes, 1999.

DEL PRETTE, Z. A. P.; DEL PRETTE, A. **Psicologia das habilidades sociais na infância.** Petrópolis: Vozes, 2006.

PADOVANI, C. R.; ASSUMPÇÃO JUNIOR, F. B. Habilidades sociais na síndrome de Asperger. **Boletim - Academia Paulista de Psicologia**, [s. l.], v. 30, n. 1, p. 155-167, jun. 2010.

SILVA, R. **Autismo:** um desafio para o trabalho pedagógico. 2014. Trabalho de Conclusão de Curso (Graduação em Pedagogia) – Universidade Estadual de Londrina, Londrina, 2014. Disponível em: http://www.uel.br/ceca/pedagogia/pages/arquivos/REBECA%20DA%20SILVA%20Autismo%20um%20desafio%20para%20o%20trabalho%20pedagogico.pdf. Acesso em: 27 jan. 2017.

Indicações bibliográficas

BRICIO, H. **Um olhar para liberdade, relato de uma experiência.** Serra: [s. n.], 2018.

CABALLO, V.; IRURTIA, M. Treinamento em habilidades sociais. *In*: KNAPP, P. (org.). **Terapia cognitivo-comportamental na prática psiquiátrica.** São Paulo: Artmed, 2004.

DEL PRETTE, A. *et al.* Habilidades do professor em sala de aula: um estudo de caso. **Psicologia:** reflexão e crítica, Porto Alegre, v. 11, n. 3, 1998.

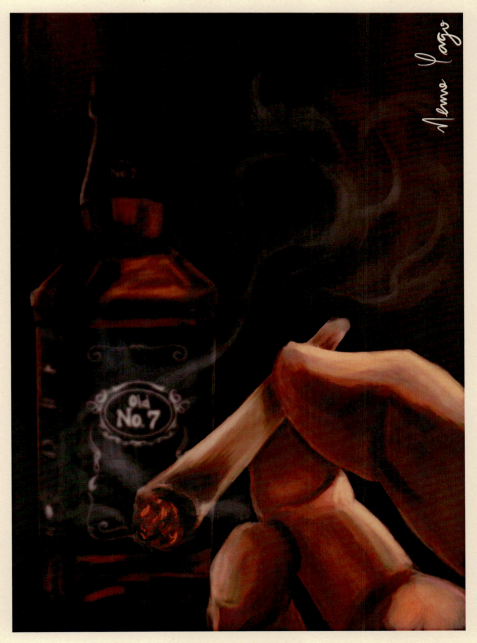

Autor: Luiz Fernando Yago

4

DROGAS

Não preciso me drogar para ser um gênio;
Não preciso ser um gênio para ser humano;
Mas preciso do seu sorriso para ser feliz.

(Charles Chaplin)

Como e por que alguns autistas usam ou permanecem nas drogas ilícitas?

Há cinco anos, passamos a atender uma nova demanda nas terapias. Os adolescentes autistas leves (antigo Asperger) relatavam estar usando drogas ilícitas, como maconha, MDMA, haxixe, e lícitas, como bebidas quentes (uísque e vodca) com energético. Fomos procurar na literatura e não encontramos nada direcionado para esse contexto, e isso nos chamou atenção. Atendemos adolescentes autistas envolvidos no tráfico e no sistema de socioeducação; eles não tinham diagnóstico até realizarem avaliação neurocognitiva na ONG Despertar para Vida.

Sabemos que os autistas são éticos, com pouca habilidade social, tímidos e seguem os conceitos morais com rigor.

No início do livro relatamos que a genética e os valores que a família — ou os responsáveis — passam para os filhos interferem em seu comportamento social. Assim, os autistas que fazem uso das drogas ilícitas nos relatam que a primeira experiência ocorre na tentativa de pertencer a um grupo de amigos (habilidade social inadequada). Com a segunda tentativa, percebem que ficam tranquilos em ambientes que antes o deixavam desconfortáveis, ficam mais concentrados e desinibidos. De acordo com os depoimentos, os valores morais e o meio cultural interferem de forma significativa nas escolhas de situações sociais. Autistas criados em lugares tidos como área de risco e com valores morais distorcidos são vulneráveis, e seu envolvimento com o tráfico e/ou drogas ilícitas inevitavelmente pode ocorrer. Autistas de classe social mais favorecidas iniciam o uso em festas e encontros sociais, sempre com o mesmo propósito: iniciar ou pertencer a um grupo de amigos.

As dificuldades nas habilidades sociais vivenciadas por adolescentes e adultos com transtorno aparecem ao iniciar uma aproximação social com o grupo de sua idade e em situações sociais que requeiram atitudes como saber perder, perceber e interpretar gestos e expressões faciais, dar e aceitar opiniões, entre outras (CONDEMARÍN; GOROSTEGUI; MILICIC, 2006).

Vamos conceituar algumas drogas ilícitas:

Em 2015, Demartini publicou uma matéria, na revista *Exame*, com o título "Como 10 drogas lícitas (e ilícitas) agem no seu cérebro". Nele a autora faz uma exposição sobre a ação de algumas drogas:

> **Maconha:** A maconha não é legalizada no Brasil, apenas o uso controlado de medicamentos à base da planta é liberado. [...] A Cannabis sativa tem moléculas que são parecidas às produzidas em nosso cérebro, os canabinóides. Eles carregam o ingrediente ativo da maconha (THC) que se assemelha a um transmissor natural, a anandamida. Os canabinóides atingem o cérebro causando liberação de dopamina, um neurotransmissor que ativa o sistema de recompensa do mesmo. Ela é a mesma substância química que nos faz sentir bem quando fazemos coisas prazerosas.
>
> **MDMA:** é geralmente ingerido em forma de pílula e é composto de química pura. Já o ecstasy é o termo usado para o MDMA que foi quimicamente modificado com outros aditivos, como anfetaminas ou cafeína. Esta droga afeta a atividade de três neurotransmissores: dopamina, noradrenalina e serotonina. Eles desempenham um papel crítico na manutenção do apetite, da dor e do humor, e seus efeitos duram de três a oito horas. Depois de algumas horas, o usuário sente depressão profunda e uma sensação de ressaca muito forte. Isso acontece por conta da destruição da serotonina. [...]
>
> **Bebidas alcoólicas:** [...] Como outras drogas, as bebidas alcoólicas afetam a química do cérebro. Elas alteram os níveis dos neurotransmissores, ou seja, os mensageiros que controlam nosso pensamento e comportamento. Com essas substâncias "excitatórias" travadas pelo uso do álcool,

> a geração de ideias, a respiração e os batimentos cardíacos acabam sendo retardados. Além disso, o álcool aumenta o poder dos mensageiros "inibidores", que costumam acalmar o nosso cérebro. (DEMARTINI, 2015, s/p).

Outra droga ilícita, não citada nessa matéria, é o haxixe, que tem efeito entorpecente, preparada com a resina segregada pelas inflorescências femininas do cânhamo (*Cannabis sativa*), cujo componente ativo é o tetraidrocanabinol. É consumida por ingestão direta em doces ou bebidas, mascada, fumada pura ou associada ao tabaco ou à maconha.

Nossa busca continuou com a ajuda de nossos pacientes. Juntos, terapeuta e paciente TEA, elaboramos estratégias e fomos decifrando o motivo desse envolvimento com as drogas.

Lembram que relatamos sobre habilidades sociais? Descrevemos que o treino dessas habilidades deve ser intensificado na adolescência. É comum, durante as entrevistas com os pais, escutarmos frases como "Ele já é um adolescente e deve caminhar só". Nesse momento percebemos a fragilidade dos responsáveis e a insegurança do adolescente (neurotípico ou com algum transtorno).

A família estrutura-se para amparar o filho (educados com conforto, sem obrigações domésticas, sem responsabilidades escolares, roupa de marca, comida pronta, e, quando chega a adolescência, isso é retirado de forma rápida, e iniciam-se as cobranças (quarto limpo, tecnologia, sem disciplina, regras à revelia, celular disponível com redes sociais etc.). Enfim, o adolescente sente-se livre e inseguro, e é nesse momento que se torna vulnerável no contexto social. O grupo de amigos e suas manias são mais importantes do que o contexto familiar.

LEILA LANDGRAF & HEDNA BRICIO SILVA

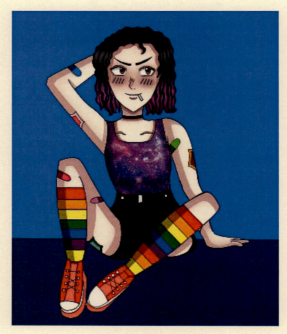

Autora: Graziele

O que é adolescência?

Do ponto de vista cronológico, a Organização Mundial da Saúde define os limites cronológicos da adolescência como sendo a faixa etária de 10 a 19 anos e considera que a juventude se estende dos 15 aos 24 anos. A definição usada para fins estatísticos e políticos é da Organização das Nações Unidas, que estabelece a faixa etária entre 15 e 24 anos de idade. Esta também é a faixa etária que o Ministério da Saúde e a Sociedade Brasileira de Pediatria consideram como de adolescentes, critério esse usado principalmente para fins estatísticos e políticos. As normas e políticas de saúde do Ministério da Saúde utilizam como faixa etária de interesse as idades de 10 a 24 anos (EISENSTEIN, 2005).

No Brasil, o Estatuto da Criança e do Adolescente (ECA), Lei 8.069, de 13/07/1990, considera criança a pessoa até 12 anos de idade incompletos e define a adolescência como a faixa etária de 12 a 18 anos de idade (artigo 2º), e em casos

> excepcionais dispostos na lei, o estatuto é aplicável até os 21 anos de idade (artigos 121 e 142). O adolescente pode ter o voto opcional como eleitor e cidadão a partir dos 16 anos. O conceito de "menor" fica subentendido para os menores de 18 anos. (EISENSTEIN, 2005, p. 6).

Vale lembrar que, legalmente, o conceito de maioridade é definido aos 18 anos de idade. Ainda, que é na adolescência que se fortalece uma identidade cultural, pois aparece a necessidade de frequentar um grupo de amigos; as roupas são parecidas e às vezes uma marca de roupa é eleita para ser usada na adolescência; o beijo, o "ficar" com menino ou menina, a primeira relação sexual, pelos no corpo, o corte de cabelo, o estilo de música e o vocabulário.

As características emocionais dessa faixa etária — tais como pensamento mágico e impulsividade — trazem para o jovem a sensação de que está protegido dos perigos existentes na vida diária. Situações sociais críticas são banalizadas pelos jovens, pois ainda se percebem como intocáveis, o perigo não sendo uma possibilidade.

Os fatores que podem levar um jovem neurotípico ao uso de drogas são genéticos, psicológicos, familiares, socioeconômicos e culturais. Agora vamos relatar sobre o adolescente autista leve (antigo Asperger).

> Na adolescência, as manifestações do autismo dependem muito de como o indivíduo consegue aprender as regras sociais. O autista de bom rendimento, portador da antiga síndrome de Asperger, por exemplo, embora tenha dificuldade de interação, é capaz de aprender as coisas através do intelecto ou da modelação. (SCHWARTZMAN, 2011, s/p).

O desenvolvimento do autista leve é igual ao de outra criança ou adolescente típico. O que muda são suas dificuldades nas interações sociais. Os autistas possuem comorbidades, e isso acentua sua dificuldade de interação com um grupo social. Nas sessões de psicoterapia, a depressão ainda é muito frequente no adolescente autista. A partir dos 10 anos, a síndrome de Tourette não é tão comum em meninos autistas. O Transtorno Obsessivo-Compulsivo (TOC) e o transtorno de ansiedade são mais frequentes. Mãos suadas, cutucar os dedos ferindo-os, o balançar dos pés, o balançar o tronco, mexer no cabelo ou girar objetos fazem parte de sua ansiedade. É preciso estar atento para as comorbidades — nome que se dá para a ocorrência de mais de uma condição ao mesmo tempo —, porque precisam de tratamento especial e adequado.

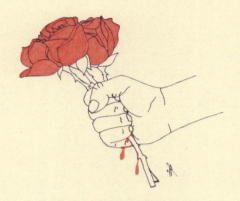

Autora: Isabella Fragoso

E onde entram as drogas ilícitas?

O adolescente com TEA possui rebaixamento nas habilidades sociais. Isso já foi relatado anteriormente, mas torna-se necessário não esquecermos essa particularidade no perfil das pessoas com autismo.

As meninas autistas fazem modelação de comportamento de forma mais rápida do que os meninos. Mulheres e adolescentes comumente fazem um esforço maior para se encaixarem na sociedade e mascaram os sintomas comportamentais de autista, pois às vezes se sentem mais inclinadas a fazer amigos, então aprendem a copiar ou modelar (a interação social) dos não autistas.

Bom, e as drogas? O álcool é a substância mais usada entre adolescentes. Essa substância representa uma porta de entrada para o uso das outras drogas. Atualmente, observa-se que a idade de início do uso de substâncias ilícitas tem sido cada vez menor, aumentando o risco de dependência (HOLLANDA, 2019).

Não saber falar "não", medo de finalizar uma conversação, medo de mostrar suas ideias e não ser mais aceito no grupo, crenças e atribuições equivocadas, impulsividade, comportamento agressivo. Viver à margem da sociedade para alguns autistas é difícil. Acham-se desengonçados, praticam pouco contato visual, seguem as etiquetas sociais de forma engessada, e isso não facilita sua entrada no grupo social típico. É nesse momento que as drogas podem entrar na vida do adolescente típico, porém no adolescente autista há uma maior vulnerabilidade.

Depoimentos de pacientes autistas que relatam usar a bebida, maconha ou MDMA — para ter coragem de se aproximar das pessoas, ou o uso da bebida para serem aceitos no grupo de amigos da escola ou faculdade — relatam um enorme bem-estar ao fazer uso da maconha. Usam frases como "Me sinto fortalecido, e tudo dá certo para mim"; e, quando são elogiados ou solicitados pelo grupo, essa crença é consolidada.

Em atendimento, uma jovem autista comentou:

> *Bem, eu gosto muito de bebidas mais doces, como Skol Beats e caipivodka de limão com muito açúcar. Eu gosto de beber porque meu corpo relaxa, acho a sensação de ficar tonta divertida (principalmente quando vejo tudo girando). Eu gosto de ficar girando, e parece que sinto menos o meu corpo (menos pesada, fico anestesiada).* (informação verbal).

Depoimentos de pessoas do grupo da ONG Corrente Alternativa

1)   Depoimento de uma paciente adulta autista

> *Minha primeira experiência com drogas foi em 2012 aos 20 anos. Na verdade, foi minha primeira experiência pesada com drogas. Antes de falar sobre essa história, vamos precisar voltar lá na minha infância para que meu depoimento fique mais claro em algumas situações.*
>
> *Antes de entrar na escola, eu não tinha contato com muitas crianças e na hora de conversar não sabia o que fazer. Geralmente eu era bem inadequada por não saber o momento que poderia conversar, apenas saia falando tudo o que vinha à mente. Lembro de uma vez que uma menina riu para mim na rua e comecei a chorar porque não sabia rir. Mostrar os dentes de maneira expressiva era horrível, até que fui treinando na frente do espelho e certo dia consegui sorrir.*

Depois desse dia passei a rir para qualquer pessoa e toda hora, pois assim seria sempre agradável; pelo menos achava isso na época.

Quando entrei na escola, não sei por qual motivo as crianças não gostavam de mim, me trancavam no banheiro e às vezes me excluíam das atividades. Passar por essas situações me despertou a curiosidade em procurar uma maneira de me encaixar em algum grupo, pois me sentia sozinha e me achava muito estranha. Certo dia, comecei a reparar em uma das crianças e percebi que quando ela conversava as outras meninas prestavam atenção e achava o máximo, então passei a copiar o comportamento dela e me aproximar, e percebi que isso dava muito certo. Fui seguindo com minha vida dessa forma até o início da fase adulta. Hoje entendo o motivo de ter feito assim, mas muitas vezes era vista como invejosa ou Maria vai com as outras e nem era, só queria ser aceita por alguém.

Por me sentir desajustada, no ensino médio passei a andar com pessoas que me aceitariam, mas eles também eram excluídas e vinham de um ambiente familiar desestruturado. Eu sentia que eles poderiam me ajudar e serem meus amigos, e foi isso que aconteceu. Esse pessoal era descolado, fumavam, usavam drogas, e na época isso era visto como algo legal para os adolescentes. Eu sabia que usar drogas e beber não é saudável, mas o medo da rejeição era muito maior; se eles não fossem meus amigos... quem mais seria? Era assim que pensava, então, pela primeira vez, experimentei cigarro, maconha e bebidas alcoólicas; nessa época eu tinha apenas 15 anos.

Nesse período o meu ambiente familiar era uma bagunça, eu era a filha mais velha, e meu pai sempre trabalhou viajando. Minha mãe tem transtorno mental e não era medicada, e eu pensava que ela não tinha nada e só era estranha como eu. Hoje não a culpo por nada do que aconteceu comigo, porque vejo que ela se esforçou e sempre me amou como mãe, ela só não sabia o que fazer. Tive que dar conta da maior responsabilidade de casa, tinha que cuidar dos meus irmãos, ajudar minha mãe e cuidar da casa. Mas era estranho porque ninguém me falava como tinha que ser feito e tudo ficava muito confuso. Ficar próximo aos meus amigos era o que me distraía. Fiquei por um período afastada desses amigos por conta de mudanças no meio familiar e de casa.

CORRENTE ALTERNATIVA

Quando fiz 20 anos, voltei a reencontrar algumas pessoas e eles disseram que sentiam saudades de mim. Nossa, como essa notícia me deixou feliz! Passamos a frequentar festas, bailes, raves, e, como todos usavam drogas, não podia fazer diferente; foi a partir desse momento que comecei a usar cocaína, loló, lança perfume, escama, balinha, doce e quadrado. Ao usar drogas me sentia menos presa, e achava que podia ser quem eu quisesse, inclusive descolada. Passei a fazer tudo o que eles faziam e não sabia mais quem eu era, ou seja, minha essência. Mas, afinal, o que era essência, né?

Como as meninas eram bem espalhafatosas, não levavam desaforo para casa, pensava que esse era o jeito ideal, logo estava me comportando também dessa forma. Encarava a vida como se fosse um jogo, e conseguir ser igual a elas era conseguir concluir as fases desse jogo. O envolvimento com drogas foi tão grande ao ponto de me sentir vazia, e sem entender nada da vida, só seguia o fluxo no qual me encontrava, achava que era normal viver daquele jeito. Quando saía, dividia em categoria de momentos, quando me sentia triste usava cocaína; quando feliz, usava mais drogas sintéticas (doce, balinha e quadrado).

Queria muito sair daquele meio, mas tinha medo de não conseguir ter amigos. Com o tempo as coisas foram se ajeitando, conheci uma pessoa que era um traficante conhecido na região; por incrível que pareça, ele me ajudou a me afastar deste meio, sempre me dizia que eu tinha capacidade de estar em outros meios e que sempre viu que aquele ambiente não combinava comigo. Fiz algumas amizades saudáveis que junto com a terapia me mostraram que havia possibilidade de fazer conquistas pessoais sem imitar as pessoas. É um desafio diário que vale muito a pena, pois está me mostrando quem sou e minha verdadeira essência. Hoje não tenho palavras para descrever o tamanho da gratidão em ter conhecido essas joias, são mulheres que me espelho muito, mas sem copiar, rs. Pude ver que não existe um padrão de comportamento e aos poucos fui deixando as drogas, mas para isso acontecer precisei passar por mudanças radicais e enfrentar alguns medos. Todas essas mudanças foram estranhas no início, porque foi necessário sair de um padrão que já tinha me acostumado há anos. Quebrar esse ciclo foi confuso, mas necessário para o aprendizado.

2) Depoimento de autista anônimo (25 anos)

Bom, a minha história com as drogas começou aos 12 anos; eu comecei a comprar maços de cigarros no bar e fumava-os com meus amigos que também eram meus vizinhos, porém eu não sabia fumar, nem tragava o cigarro direito.

Aos 15 anos, tive vontade de experimentar maconha, e fumei com um amigo que não via há muito tempo. Ele me chamou pra fumar, e fomos fumar num campo de futebol que havia de frente a uma escola do bairro; eu não senti nenhuma diferença, fomos andando pra casa. No meio do caminho ele me acusou de ter roubado o seu maço de cigarros, então eu disse para voltar lá e procurar, ele achou e disse que eu havia escondido pra fumar depois... falei que estava doido e seguimos o trajeto.

Na casa dele, tinha cachorro quente e eu comi vários pois estava com muita fome — era o único sintoma que eu tive do uso da droga. Quando entrei na casa dele, a mãe e a vó estavam na sala, e fomos direto para o quarto, então ouvi a mãe dele e a avó dizendo que ele estava estranho, que estava usando drogas e que não sabiam quem eu era, que nós podíamos muito bem ter ido usar drogas. Eu ouvia tudo isso, mas ele parecia não ouvir; hoje sei que era minha sensibilidade auditiva. Depois disso não quis mais usar maconha por um longo tempo.

Aos 18 anos, não via mais sentido nenhum em viver, estava perdido e não sabia o que fazer da vida. Estava fazendo um curso técnico e trabalhando, nessa idade comecei a fumar cigarros de forma correta, tragando e pagando por eles com meu próprio dinheiro. O meu primeiro cigarro me deixou tonto e tive que sentar no banco da praça pra não cair no chão, foi uma das piores sensações que tive na vida, mas mesmo assim insisti e logo me tornei fumante.

Voltei a fumar maconha também, acabei saindo do curso técnico porque não conseguia levar o curso, a minha ex-namorada era da minha sala e me perturbava diariamente, além disso, meus pais haviam se "separado" na época e eu não tinha muito saco pra vida mesmo.

Então meus dias eram basicamente acordar cedo e fumar um cigarro enquanto tomo meu café, ou só o cigarro mesmo,

CORRENTE ALTERNATIVA

depois ia para rua usar drogas com os amigos. Maconha, cocaína, álcool. Gostava muito de passar meu tempo drogado pra não pensar nos problemas que tinha, minha família estava desestruturada fazia tempo e eu não conseguia resolver isso de jeito nenhum, ninguém me escutava dentro de casa, então, passei a usar drogas.

Quando eu comecei a usar cocaína, passei a ter alucinações e delírios, e a maconha intensificou muito isso, porém, como eu já usava todo tipo de droga, eu não sabia mais diferenciar o imaginário do real.

Eu usava tudo, menos crack. Já usei até cogumelos alucinógenos, loló, lsd, lsa... mas o que mais gostava de usar era a cocaína, me fazia ficar falante e não me intimidava com nada, porém, depois de muito tempo de uso, o efeito ficou o contrário, passei a ficar paranoico e medroso.

Tomei uma decisão depois de longos anos na rua usando drogas, bebendo por dias seguidos — uma vez bebi por 3 dias sem parar com alguns amigos, e nesse tempo não voltei pra casa, ficava na rua ou na casa de um amigo —; enfim, eu tomei a decisão de parar de usar drogas, entretanto eu já estava danificado demais psiquicamente para dar conta de viver sem alguma substância. Foi aí que entraram as medicações... tive um longo histórico de medicações, já cheguei a usar quantidades exorbitantes. Quando cheguei ao grupo lá atrás eu fazia uso de: quetiapina, haldol, alprazolam, ácido valproico, venlafaxina. Hoje eu não uso drogas já fazem 4 anos e parei de fumar faz 8 meses.

A pior droga é a realidade... se quer viver um barato, viva esse, é o mais desafiador.

3)   Luiz Fernando Yago

Aos 15 anos, tive a experiência de morar em outra cidade para estudar e decidi comigo mesmo que eu assumiria uma máscara social para tentar me desvencilhar das más experiências que eu já havia enfrentado em toda a minha vida escolar. Eu realmente achava que essa seria uma solução, porém foi torturante. Nesse período eu passei a maior parte do tempo agindo de forma forçada, tentando repetir estereótipos que eu considerava que seriam legais, e na verdade eram completamente exaustivos, demandavam um esforço absurdo.

Bebi muito álcool, o que tornava mais "fácil" apresentar uma parte mais descontraída. E foi nesse mesmo momento em que comecei a fumar maconha, no qual tive experiências positivas e negativas com a maconha. Das experiências positivas, posso dizer que enquanto eu fumava eu retornava a um estado muito mais fiel a mim, retomava características das quais eu tentava não ser mais, mas que me faziam falta. Eu voltava a um estado introspectivo e individual, era um alívio e um equilíbrio à tortura que eu passava no dia a dia de me esconder e me mascarar de algo que não era. Das experiências negativas, eram psicoses. O que não sei falar muito bem sobre, mas eram situações de ideias obsessivas e perseguição. Sempre que eu estava em meu estado mais introspectivo (que era muito bom para mim, pois me reequilibrava) e alguém me observava, eu ficava extremamente preocupado, me sentia invadido e julgado.

Referências

CONDEMARÍN, M.; GOROSTEGUI, M. E.; MILICIC, N. **Transtorno do déficit de atenção**: estratégias para o diagnóstico e a intervenção psicoeducativa. São Paulo: Planeta do Brasil, 2006.

DEMARTINI, M. Como 10 drogas lícitas e ilícitas agem no seu cérebro. **Exame**, [*s. l.*], 26 jul. 2015. Disponível em: https://exame.abril.com.br/ciencia/como-10-drogas-licitas-e-ilicitas-agem-no-seu-cerebro. Acesso em: 25 jul. 2022.

EISENSTEIN, E. Adolescência: definições, conceitos e critérios. **Adolesc Saude**, [*s. l.*], v. 2, n. 2, p. 6-7, 2005.

HOLLANDA, A. **O adolescente e o uso de álcool e drogas**. [*S. l.*]. Centro de Estudos Clínica Jorge Jaber, 2019. Disponível em: https://docplayer.com.br/128405517-O-uso-de-drogas-na-adolescencia-e-a-origem-de-muitos-problemas-de-saude-mental.html. Acesso em: 4 jan. 2023.

SCHWARTZMAN, J. S. Autismo na adolescência: entrevista. **Drauzio Varella**, [*s. l.*], 12 dez. 2011. Disponível em: https://drauziovarella.uol.com.br/entrevistas-2/autismo-na-adolescencia-entrevista. Acesso em: 20 jul. 2022.

Indicações bibliográficas

BRASIL. Secretaria Nacional de Políticas sobre Drogas. **Drogas**: cartilha para educadores. 2. ed. Brasília: Ministério da Justiça, Secretaria Nacional de Políticas sobre Drogas, 2011.

PECHANSKY, F.; SZOBOT, C. M.; SCIVOLETTO, S. Uso de álcool entre adolescentes: conceitos, características epidemiológicas e fatores etiopatogênicos. **Rev. Bras. Psiquiatr.**, [s. l.], v. 26, 2004. Supl. 1, p. 14-17. Disponível em: http://www.scielo.br/scielo.php?script=sci_arttext&pid=S1516=44462004000500005-&lng=en&nrm-iso. Acesso em: 4 ago. 2020.

SAITO, M. I.; SILVA, L. E. V. **Adolescência**: prevenção e risco. São Paulo: Atheneu, 2001.

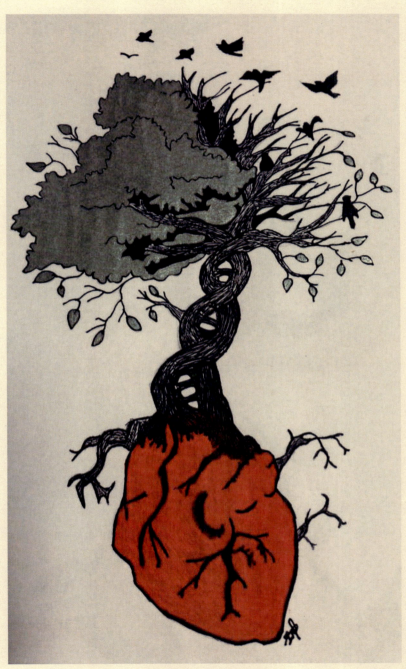
Autora: Isabella Fragoso

5

VIDA AFETIVA

A globalização encurtou as distâncias métricas,
aumentando muito mais as distâncias afetivas.

(Jaak Bosmans)

Para iniciarmos nosso relato sobre vida afetiva, temos que descrever sobre emoções. Na psicologia, emoções são mudanças que interferem no nosso comportamento e pensamento. Quando sentimos medo, preparamo-nos para fuga ou combate a fim de sobreviver. Sentimento de carinho buscamos amizade ou um(a) companheiro(a). Acredita-se serem as emoções básicas para sobrevivência social. Portanto, ao iniciarmos uma convivência com colegas ou namorados/namoradas, precisamos ter controle de nossas emoções. Sabemos que é muito difícil lidar com os sentimentos. Esse controle chamamos de inteligência emocional.

Daniel Goleman definiu inteligência emocional como a "capacidade de identificar os nossos próprios sentimentos e os dos outros, de nos motivarmos e de gerir bem as emoções dentro de nós e nos nossos relacionamentos" (GOLEMAN, 1995, p. 28).

A inteligência emocional é formada por várias competências (atitude assertiva para realizar as coisas de forma afetiva). As competências são: consciência emocional, adequação emocional, autonomia emocional, habilidade para vida, bem-estar emocional e habilidades socioemocionais.

Vamos focar as habilidades socioemocionais: que é a capacidade para termos boas relações com outras pessoas. Estamos falando de afetividade no autismo. O cérebro do autista é mais acelerado em algumas áreas (sensorial), consegue ter vários pensamentos e sensações que o deixam cansado, possui dificuldade na habilidade social, o que acarreta dificuldade em processar as emoções de pessoas que convivem com ele.

Quando falamos em afetividade, estamos demonstrando a forma de o autista sentir/expressar desejo ou amor por outra pessoa e se aproximar para conquistar uma(um) menina(o) (ficar, namorar). A dificuldade maior é na habilidade de comunicação. Saber elogiar, iniciar uma conversa, manter o olhar, entender os sentimentos de si e do outro. Quando um autista inicia a adolescência e passa a ter desejo por outra pessoa, ele já deveria ter adquirido a consciência emocional (conhecer suas emoções e identificar as emoções do outro).

Saber diferenciar emoções de sentimentos é muito complexo e abstrato. Para o adolescente autista, esses conceitos são confusos. Gosto da definição de Somoza, Mahamud e Pimenta (2015, p. 14):

> A emoção manifesta-se no batimento cardíaco acelerado, na ruborização da pele, na dilatação das pupilas. Enquanto os sentimentos se manifestam a nível psicológico e regulam os processos de atenção, a memória e a tomada de decisões.

Grande parte dos autistas leve podem saber o nome e o significado das emoções, mas a maior dificuldade é entender e nomear as emoções em situação assertiva. Uma paciente autista de 15 anos relatou-me: "*Hedna, o menino pediu para ficar comigo. Eu não sei o que responder. Ele é bonito, mas não consigo manter uma conversa. Fico ansiosa e fico rindo do nada*" (informação verbal). Ela chegou à terapia descrevendo angústia e nomeando seu relato de ansiedade. Essa paciente ainda não possui consciência emocional para nomear sentimentos e esse enfrentamento social.

A dificuldade de tomar a iniciativa com as meninas é muito comum também com os meninos. Ficam constrangidos, e o isolamento social aumenta. Atendo um adolescente TEA leve que tenta se aproximar da menina por quem tem interesse, mas, se demora para alcançar seu objetivo, ele perde o desejo ou se sente incompetente. Suas crenças de não ser aceito ou de que não é bom o suficiente para aquela pessoa, trazem pensamentos intrusos (pensamentos que aparecem sem a pessoa evocar).

Neste relato, percebe-se que o jovem ainda não possui autonomia emocional que inclui boa autoestima e atitudes positivas perante a vida.

Às vezes fica mais fácil conversar com as pessoas por mensagens do que pessoalmente; outros possuem dificuldade de entender o significado dos *emojis*, outros possuem um interesse restrito (preferem conversar sobre um assunto específico) e outros não conseguem manter uma conversação com outra pessoa. E, por relatar os *emojis*, a dificuldade é real e o treino de habilidades sociais ajuda. Tenho dois pacientes que demoram a entender os significados dos *emojis*. Quando as "figurinhas" são parecidas com rosto de *anime*, a compreensão é rápida, e outros não entendem por não fazerem sentido. Há um *emoji* com a língua para fora de cor verde e com um cifrão. A maioria dos autistas não entende: "*não faço ideia do que poderia significar. Bem... será que ele está doente? A língua tá verde*" (paciente de 21 anos). A mesma paciente: "*tem um que sei que é algo ruim, que me magoa, mas não sei o significado*". Ela estava me descrevendo o *emoji* tampando o rosto. Após minha explicação, ela falou: "*ufa, achei que tinha algum problema comigo. Que eu tinha feito algo de errado*".

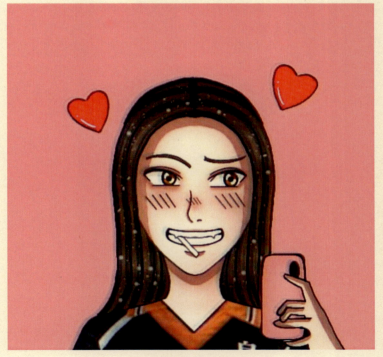

Autora: Graziele

É muito complexo para o autista jovem entender as emoções, os sentimentos e as mudanças em seu corpo.

Sexualidade? O que é permitido? Falar de sexualidade feminina ou masculina ainda é um tabu em muitas famílias. Foucault reconhece que a sexualidade foi construída culturalmente.

> A sexualidade é o nome que se pode dar a um dispositivo histórico: não à realidade subterrânea que se aprende com dificuldade, mas à grande rede de superfície em que a estimulação dos corpos, a intensificação dos prazeres, a incitação ao discurso a formação dos conhecimentos, o reforço dos controles e das resistências, encadeiam-se uns aos outros, segundo algumas grandes estratégias de saber e poder. (FOUCAULT, 1988, p. 117).

O jovem autista, na grande maioria, sente muito desejo e, devido à dificuldade em ter um relacionamento ou iniciar a vida sexual, passa a ficar muito ansioso; a masturbação — desejo de tocar o corpo na busca de prazer — e o vício por filmes pornográficos são frequentes. Principalmente os *hentai* (desenhos eróticos). O autista menino ou menina aprende por modelação. Alguns acreditam que ver filmes pornográficos vai deixá-los como os atores.

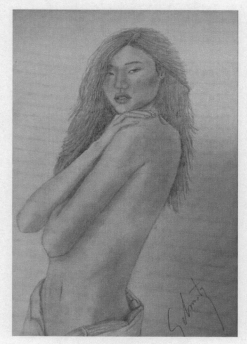

Autor: Renso

A masturbação não traz prejuízo à saúde ou doenças. Quando falamos em pessoa com autismo, e principalmente menino, a maior preocupação é o isolamento social. O autista que possui restrição ao convívio social, tendo prática de se dar prazer constante, ele se tornará mais reservado, e a dificuldade social tende aumentar.

É muito comum o autista chegar à idade adulta sem experimentar o primeiro beijo. No consultório ouço relato de pais de pacientes que são autistas que se casaram com a primeira namorada. Descrevem um amor intenso. No grupo de adolescentes que citamos no primeiro capítulo, o maior desejo relatado por eles é: "beijar na boca".

Para a jovem autista ter a primeira relação sexual, é complicado. São ingênuas, e muitas vezes o relacionamento torna-se abusivo. As meninas também possuem hábito da masturbação, mas poucas têm o vício de vídeos pornográficos. Preferem ver *hentai*.

E o namoro?

O namoro do autista é igual para qualquer jovem. A dificuldade maior é iniciá-lo. Algumas particularidades são relatadas durante as sessões terapêuticas, e chamam-nos atenção. São fiéis apaixonados, controladores e possuem uma necessidade de estar perto da pessoa amada. O cheiro da pessoa de quem gostam dá uma sensação de bem-estar.

O casamento?

Geralmente os relatos que ouvimos no consultório são de pessoas adultas (homem ou mulher) que descobriram o diagnóstico de autista ao levar o(a) filho(a) para terapia ou avaliação neurocognitiva. Quando existe a hipótese diagnóstica de o filho ser autista, a investigação familiar faz-se necessária, e nesse momento vem a descoberta que o pai ou mãe também é autista.

Algumas mulheres casadas com autistas descrevem não entender algumas atitudes do parceiro. A sinceridade ao falar da comida ou da roupa da companheira, a falta de conversação longa (discutir a relação), a expressão "eu te amo" é restrita em seu vocabulário. O amor existe e é demonstrado de outras formas. Muitas vezes o casal entra em conflito por não entender o(a) parceiro(a).

Os casamentos são duradouros, e com ajuda das terapias os conflitos amenizam.

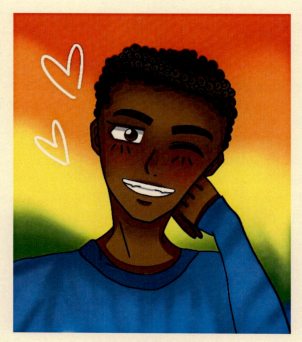

Autora: Graziele

Lembrando que os relatos descritos neste livro não são padrões de autistas. Cada autista tem sua própria vivência, que pode influenciar em suas atitudes perante um relacionamento ou uma amizade.

Depoimentos de pessoas do grupo da ONG Corrente Alternativa

1)   Relato de uma jovem autista (que frequenta o grupo da ONG)

Meus relacionamentos nunca foram sólidos, sempre tive uma visão deturbada por ter visto muitas brigas e situações conjugais difíceis. Nunca pensei em casar, ter filhos ou algo parecido, meu maior desejo sempre foi conseguir me estabilizar profissionalmente e ter no máximo um namorado, e que cada um fique no seu canto. Não sei se isso tem a ver com tudo o que vi e vivi, mas é um desejo desde nova. Pensar desta forma não significa que devo viver sozinha para sempre.

CORRENTE ALTERNATIVA

Vou confessar algo: quando era adolescente os meninos sempre implicavam comigo e eu me sentia horrível porque achava que ninguém seria capaz de gostar de mim. Depois que cresci, uma amiga me contou que vários rapazes gostavam de mim, e eu achei super estranho, pois como alguém que implica tanto pode gostar da gente? Aí ela me falou que naquela época os meninos eram assim e não assumiam quando gostavam, por isso tínhamos que tomar iniciativa. Nessa época tinha 18 anos e estava presa em um relacionamento abusivo, todavia isso que ela falou ficou na minha cabeça por muito tempo. Conheci esse rapaz que me relacionei por um aplicativo de encontro; como não conseguia me relacionar pessoalmente, achei que por este app pudesse aprender. Ele sempre iniciava as conversas e no início era um cara legal, mas com o passar do tempo as coisas foram mudando e ele queria me obrigar a fazer coisas que não eram da minha vontade, até que terminamos, sofri muito, mas aprendi, e a vida foi seguindo.

Quando fiquei solteira, reencontrei meus amigos e começamos a sair para as baladas da cidade. Toda vez quando saíamos, as meninas sempre ficavam com alguém e eu ficava sozinha; quando algum homem conversava comigo, criávamos amizade e ele ficava com alguma de minhas amigas. Até que um dia perguntei para elas o que tinha que fazer, e elas falaram que eu não conseguia ficar com outras pessoas porque não flertava. Cara, como iria fazer isso? Elas me explicaram que tinha que trocar olhares com quem estivesse a fim e contar alguns segundos e depois desviar o olhar. Achei isso muito chato e tentei fazer. Chegando na balada, vi um rapaz bonito e encarei ele; quando ele me olhou e ficou encarando, achei muito engraçado, comecei a chorar de tanto rir (rs), foi cômica a cena. No final ele veio me perguntar por que toda vez que nos olhávamos eu ria tanto e se tinha algo errado com ele; QUE MICO!!! Expliquei que não era nada demais e pedi desculpas, no final nos tornamos colegas e ele ficou com minha amiga.

E assim fui vivendo, meus namoros sempre aconteceram de forma hilária e fora do comum, até que fui amadurecendo, iniciei a terapia e a psicóloga foi me ajudando; tenho uma amiga que é psicóloga e também me ajuda, rimos muito juntas com os meus flertes fora do comum. Às vezes era direta demais e outras vezes dava a entender que não queria nada com a pessoa, e isso deixava as pessoas confusas e eu também. Quando gostava muito de alguém, ficava super nervosa ao trocar mensagens com a pessoa a acabava agindo de maneira infantil; elas (psicóloga e amiga) foram me ensi-

nando como fazer. Entendia as mensagens de forma literal e tinha alguns emojis indecifráveis; por exemplo, uma vez um menino que conversava comigo me mandou uma lua preta sorrindo e eu respondi com uma carinha sorrindo, logo ele começou a falar coisas obscenas e minha amiga explicou que esse emoji tinha conotação sexual; achei horrível e rimos muito, acabei parando de conversar com ele aos poucos. Hoje consigo entender mais, ainda dou uns deslizes na hora de interpretar alguma mensagem, mas quando entendo acabo tirando graça da situação.

2) Hingle Kelly Gonçalves

Para mim o sonho e a real felicidade era casar e ter filhos, uma família, uma casa boa e um jardim. E assim eu seria feliz para sempre, não precisaria de mais nada. Era o modelo que eu tinha; minha mãe, também dentro do espectro, não tinha condição nenhuma de me orientar, era uma mãe que nunca tinha me dado um beijo — inclusive, não me recordo da última vez que tive demonstração de afeto —, sempre na dela, quase nunca falava comigo, sempre quieta sem fazer aproximação. A única coisa que eu via era que ela e meu pai eram muito humildes e viviam em paz, e isso era o que bastava para ela. Então sempre sonhei em casar e ter filhos.

Na escola nunca nenhum menino tinha se interessado por mim, na adolescência foi ainda pior, pois todas as minhas colegas já tinham ficado com alguém e eu não. Me sentia pior do que todo mundo.

Aos 14 anos tive meu primeiro namorado, ele tinha 21 anos e era usuário de drogas, chorava e me pedia ajuda pois sozinho não conseguiria se livrar do vício. Eu o ouvia dizer que nunca teve uma família de verdade, que o pai era alcoólatra e tinham muitos conflitos dentro de casa, então entendi que o único motivo era falta de estrutura familiar. Me propus a dar isso e passei a ler vários livros de autoajuda que ensinavam como uma esposa se comporta, como cuidar da casa, dos filhos, como se relacionar com o marido, enfim, como ajudar alguém a sair do mundo das drogas. Aos 15 anos fugi de casa para morar com ele, pois meus pais não aprovavam meu relacionamento. Aos 16, minha sogra me aconselhou a

CORRENTE ALTERNATIVA

ter um filho, pois para ela desta forma ele largaria o vício e seríamos uma família completa. Então assim o fiz, engravidei, e aos 17 anos fui mãe. Nessa época me integrei a uma igreja evangélica e passei acreditar que tudo era propósito de Deus. Nasceu um menino lindo, branquinho de olhos azuis e cabelos pretos, porém era uma criança que não ligava para mim, era indiferente a mim. Na creche que eu trabalhava via que meu filho era muito diferente das outras crianças, achava que as outras crianças gostavam de mim e ele não, pois não sorria, não me chamava de mãe, não ligava para mim e era muito agitado. Eu fiquei completamente perdida e continuei procurando respostas nos livros. Cheguei a tentar suicídio quando ele tinha 9 meses, inclusive foi assim que ele desmamou. Após quase dois anos, não aguentei mais. O pai do meu filho não conseguiu largar o vício e em uma briga, decidi que iria embora para casa da minha mãe. Nessa época o meu pai já tinha morrido. Fiquei sozinha dos 18 aos 23 anos, tinha medo de me relacionar, foi então que conheci meu ex-marido, que me disse que não tinha nada e nem ninguém, que teve um negócio, um casamento e perdeu tudo e estava sem sentido a sua vida; na época, eu tinha 23 e ele 30 anos, e o meu filho apenas 5 anos. Foi uma experiência muito dolorosa, e eu sofria calada e não sabia o que fazer. Uma amiga disse que eu deveria me casar, pois minha mãe poderia falecer e como eu iria viver sozinha com um filho? Inocentemente acreditei nas palavras de minha amiga e casei. A igreja pressionando, e naquele momento cheguei a uma solução: se ele casasse comigo, não estaria mais em pecado e com muita oração ele aceitaria meu filho. Casamo-nos no cartório; após um ano e meio, o inesperado aconteceu, engravidei. Chorei muito, mas tinha fé que era só provação, e que deveria passar por ela. Sofri todos os tipos de agressões e vi que não adiantava orar, jejuar, madrugar, se santificar. A ideia de que o certo era viver com o marido até a morte e que tudo era passageiro me resultou em nove anos de tortura, e não sei como não fui parar no sanatório. Nosso filho, na adolescência, também recebeu o diagnóstico de autismo. Finalmente, após todos estes anos, consegui me separar. Dentro de todas as normas religiosas, eu tinha o direito de me separar. Ele foi muito resistente e me causou muitos danos emocionais, aos quais ainda tenho sequelas até hoje. Foi horrível e libertador. Durante toda minha vida, só consegui me relacionar com duas pessoas e não consegui sequer conhecer o significado da palavra "felicidade" no relacionamento afetivo. Não vejo nenhuma possibilidade de conseguir um relacionamento saudável, porque eu acabo acreditando demais no que as pessoas falam, então acredito que é melhor não me relacionar, assim não corro o risco de sofrer novamente.

3) Fabricio (idade mental, 15 a 18 anos no medo; idade física, 47; idade mental atual, 70 a 80 anos de cansaço e estresse)

Minha vida afetiva é um zero à esquerda. Nunca consegui uma namorada ou ficar com alguém, sempre fui tratado como irmão mais velho ou mais novo, ou só como aquele amigo estranho — com toda razão, quando me lembro do meu "eu passado") —; atualmente o motivo de eu não procurar é por causa do medo. Medo de ouvir um não, medo de nunca agradar ela, medo de ser a vergonha para ela, e também tem o problema de como se relacionar com outra pessoa a ponto de criar ligações emocionais que não vou saber lidar com as minhas emoções, e não posso deixar de lado o fato que minha família (mãe doida) querer interferir neste processo.

Referências

FOUCAULT, M. **História da sexualidade**. São Paulo: Graal, 1988. v. 1.

GOLEMAN, D. **Inteligência emocional**: a teoria revolucionária que redefine o que é ser inteligente. Rio de Janeiro: Objetiva, 1995.

SOMOZA, M.; MAHAMUD, K.; PIMENTA, H. Emociones y sentimientos en los procesos de socialización política: una mirada desde la historia de la educación. **Historia y Memoria de la Educación**, [*s. l.*], v. 2, p. 7-44, 2015.

Indicação bibliográfica

BRASIL. Ministério da Saúde. Departamento de Ações Programáticas Estratégicas. **Marco teórico e referencial**: saúde sexual e saúde reprodutiva de adolescentes e jovens. Brasília: Ministério da Saúde, 2006.

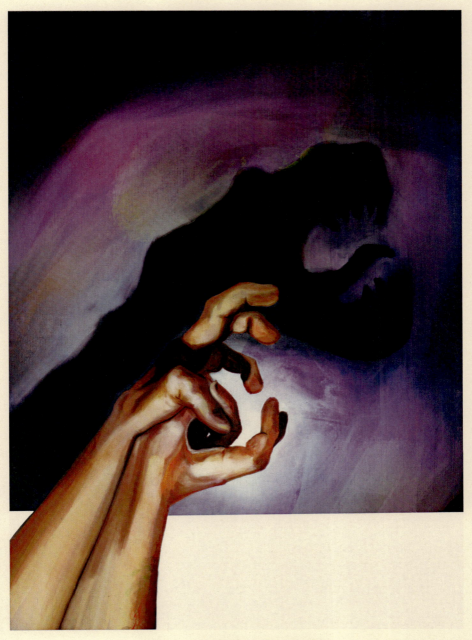

Autor: Luiz Fernando Yago da Silva

6

HABILIDADES E COMPETÊNCIAS

Deveríamos passar menos tempo classificando as crianças e mais tempo ajudando-as a identificar as suas competências e dons naturais, e cultivá-los. Há centenas e centenas de formas de ter sucesso e muitas, muitas habilidades diferentes que vão ajudar você a chegar lá.

(Howard Gardner, 2000)

Neste capítulo vamos descrever sobre habilidades e competências no autismo leve, mas antes gostaria de relatar o interesse restrito ou hiperfoco que o autista possui por alguns temas.

Hiperfoco é uma forma intensa de interesse em um mesmo tema. Ele pode servir de refúgio perante uma situação de desconforto. Em pessoas autistas, o hiperfoco é inserido nos padrões comportamentais restritos e está presente nos critérios para uma hipótese diagnóstica do transtorno. Todas as pessoas possuem hiperfoco. A diferença é a flexibilidade para inserir novos temas ao conhecimento. A pessoa com a síndrome apresenta resistência em adquirir novos temas. A mudança de hiperfoco existe no autismo, mas não é comum; geralmente eles mudam para interesses que fazem associação com o tema anterior.

Atendemos crianças e jovens autistas que conhecem tudo sobre algum animal em específico, por exemplo, os dinossauros e as evoluções de dinossauros, como tubarão, crocodilo e outras espécies marinhas. Outros autistas possuem interesse por planetas, carros de corrida, músicas dos anos 80, desenhos japoneses (*animes* ou mangá), livros como *Harry Potter*, jogos como: Pokémon, Brawl Stars, Fre Fire, RPG, Call of Duty, Sonic Dash, Mortal Kombat, Minecraft e Fortnite. Gostam de filmes e elegem alguns personagens como: Frozen, Sid do filme a *Era do Gelo*, o boneco astronauta Buzz Lightyear e Woody do filme *Toy Store*. Gostam de filmes de terror e acham graça das cenas. Assistem a *hentai* por acharem o corpo dos personagens bonitos, o que desperta o desejo de ambos os sexos. Apreciam a mitologia grega e os povos germânicos. Enfim, o cérebro do autista é um segredo que estamos tentando descrever e entender com ajuda deles.

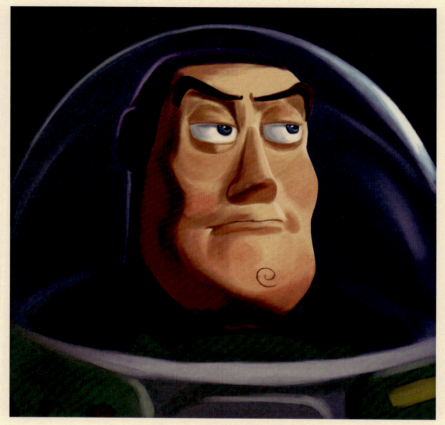

Autor: Luiz Fernando Yago da Silva

Três pacientes do grupo da ONG assim relataram (verbal) sobre a mitologia:

"*Quando eu leio sobre os deuses gregos, eu me imagino na história*". (TEA, 19 anos).

Eu acho incrível a forma ilustrativa que as mitologias desenvolvem as mais diversas questões, e como "modelar" a interpretação da realidade influencia diretamente nas atitudes e pensamentos. Digo principalmente pela mitologia japonesa (que tenho mais interesse) e como até hoje reflete toda espiritualidade e o modo de viver do povo japonês direta e indiretamente. (TEA, 25 anos).

"*Gosto muito de povos germânicos e o personagem Asterix. É divertido e explica um pouco sobre a história. O traço do personagem me instiga. Quando era mais novo eu era assim (eu meio que continuo assim)*" (TEA, 16 anos).

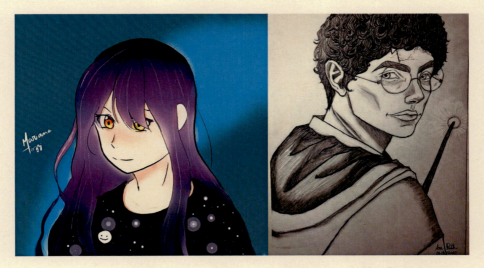

Autora: Mariana   Autora: Ana Ruth Oliveira Souza

Atendemos uma jovem TEA de 15 anos cujo interesse restrito é desenhar personagens de *anime*, mas ela também gosta de ler livros clássicos e tem uma grande sabedoria sobre deuses gregos. Perguntei o motivo de gostar dos *animes*, e ela respondeu:

Um me deixa ansiosa, sempre quero tentar adivinhar a estratégia que os personagens utilizarão para lutar contra os demônios. Já que todos são superinteligentes. É muito legal criar teorias e eu fico muito feliz quando eu estou certa. O outro... me deixa triste, mas animada ao mesmo tempo. Ele passa uma ideia de que "a dor vai passar". E é o que acontece. É um alívio quando a personagem principal supera o que o tinha deixado agoniado.

Uma jovem autista de 21 anos relatou que prefere os *animes* infantis:

> [...] *o que mais me chama atenção são as expressões faciais e movimentos exagerados, que são bastante expressivos (com sua linguagem única), os olhos grandes, os sentimentos demonstrados são sempre intensos, me emociona.*

E que a música da abertura de um *anime* específico (*Sakura Card Captors*) a deixa muito feliz: "*quando ouço a abertura, é como se eu fosse explodir por dentro, mas é uma sensação boa*".

É muito corriqueiro escutar duas palavras em entrevistas ou ler em artigos quando se fala em autismo: "habilidades" e "competências". Mas como entender ou definir estas palavras? Primeiramente, faz-se necessário entender que a habilidade é inata ao ser; já a competência você aprimora, aprende ou treina.

Estamos falando de pessoas autistas que possuem rebaixamento na função executiva. Elas sabem o que tem para realizar, sabem como fazer, mas não possuem a iniciativa de concretizar suas ideias. Voltamos então para habilidades e competências. A competência é o elo entre saber (conhecimento), saber fazer (capacidade) e querer fazer (sua atitude).

Alguns autistas possuem habilidades de aprender idiomas sozinho, desenhar, escrever poemas, montar, um raciocínio lógico rápido, habilidade de tocar instrumentos, enfim... Aí surge a dificuldade: não conseguem gerenciar suas habilidades para se apresentarem competentes no mercado de trabalho. Ter conhecimento sobre um tema específico não o deixa apto para trabalhar sobre ele.

É comum as pessoas terem dificuldade em identificar superdotação com pessoas diagnosticadas com autismo leve (ou autismo nível 1, antiga síndrome de Asperger). Whitmore (1985) publicou um documento denominado "Características das crianças intelectualmente dotadas". Tentamos descrever de forma didática em um quadro. Lembrando que a superdotação pode existir em somente uma área da aprendizagem, tal como matemática, ou pode ainda ser generalizada em habilidades que se manifestam por meio de todo o currículo escolar (LEWIS; DOORLAG, 1991).

Quadro 1 – Identificando alunos com altas habilidades/superdotação

SUPERDOTAÇÃO	TEA (NÍVEL 1)
COMPORTAMENTO	
Aprendem a ler mais cedo e com vocabulário amplo e prolixo.	Aprendem a ler mais cedo e com vocabulário amplo e prolixo.
Aprendem habilidades básicas mais rapidamente, e com menor número de exercícios práticos.	Aprendem habilidades básicas mais rapidamente, e com menor número de exercícios práticos.
São capazes de identificar e de interpretar dicas não verbais.	Apresentam dificuldade em interpretar dicas não verbais.
Dificuldade em aceitar verdades prontas. Querem saber "como".	Dificuldade em aceitar verdades prontas. Querem saber "como".
São independentes para exercer trabalho mais cedo e por períodos mais longos que outras crianças.	Apresentam procrastinação e não são independentes para iniciar tarefas.
Seus interesses são ecléticos e intensamente focalizados.	Interesse restrito (hiperfoco) e com dificuldade em aceitar novos assuntos.
São agitados e às vezes com diagnóstico errôneo de hiperatividade.	São ansiosos, têm movimentos estereotipados e quietos.
APRENDIZAGEM	
Boa capacidade de abstração e de conceituação e de síntese.	Dificuldade de abstração.
São flexíveis, capazes de usar muitas alternativas e abordagens diferentes para a solução de um problema.	Dificuldade na flexibilidade cognitiva.

Fonte: Projeto escola Viva

É importante citarmos a Base Nacional Comum Curricular (BNCC) (BRASIL, 2018), pois trata-se de um documento normativo que determina o conjunto orgânico e progressivo de aprendizagens essenciais que os alunos devem adquirir ao longo das etapas da educação básica. Ela indica que as determinações acadêmicas devem estar orientadas para o desenvolvimento de competências. Por meio da recomendação clara do que os educandos devem "saber" (avaliando conhecimentos, habilidades, atitudes e valores) e do que devem "saber fazer".

Segundo suas diretrizes, competência é definida como

> [...] mobilização de conhecimentos (conceitos e procedimentos), habilidades (práticas, cognitivas e socioemocionais), atitudes e valores para resolver demandas complexas da vida cotidiana, do pleno exercício da cidadania e do mundo do trabalho. (BRASIL, 2018, p. 8).

Em 2017, com a modificação da LDB pela Lei n.º 13.415/2017 (BRASIL, 2017), a legislação brasileira passa a utilizar, simultaneamente, duas nomenclaturas para mencionar as finalidades da educação:

> Art. 35-A. A Base Nacional Comum Curricular definirá **direitos e objetivos de aprendizagem** do ensino médio, conforme diretrizes do Conselho Nacional de Educação, nas seguintes áreas do conhecimento [...]
>
> Art. 36. § 1º A organização das áreas de que trata o caput e das respectivas **competências e habilidades** será feita de acordo com critérios estabelecidos em cada sistema de ensino. (BRASIL, 2017, s/p).

Não podemos deixar de citar o psicólogo Howard Gardner, que desenvolveu, nos anos 80, a teoria das inteligências múltiplas, sendo elas: linguística, lógica, musical, espacial, corporal-cinestésica, interpessoal, intrapessoal, naturalista e existencial (FERREIRA, 2015). Nosso cérebro é composto por oito tipos de inteligência emocional, mas nem todas sobressaem; podemos ser bons em raciocínio lógico e ter dificuldade em ciências naturais.

Depoimentos de pessoas do grupo da ONG Corrente Alternativa

1) Cleberson Varques

> *Ainda há muita desinformação sobre autistas no geral, a maioria das pessoas ainda tem aquela noção errônea de que todos os autistas são incapazes de se comunicar de forma normal, ou que são incapazes de qualquer tipo de atividade produtiva. Na verdade, cada um de nós é único, com habilidades e percepções que costumam surpreender pessoas*

"comuns". No caso de indivíduos com síndrome de Asperger, uma característica comum é o foco em assuntos específicos. Nesse assunto-foco, o conhecimento e domínio de um Asperger sobre ele costuma ser consideravelmente maior que a média.

No meu caso, meu foco principal são histórias. Sou fascinado por todo tipo de conto e literatura. Parece pouco ou sem importância? Mas essa característica acabou me fazendo desenvolver habilidades que a princípio parecem não ter ligação. Para começar, por causa disso, me tornei um leitor voraz. Se um livro me parecer interessante (o que é quase sempre, até hoje encontrei apenas 4 livros que me fizeram desistir deles), sou capaz de lê-lo em pouco tempo. Meu recorde até o momento foi ler um Harry Potter em menos de um dia. O gosto pela leitura também afetou minhas habilidades com escrita, melhorando minha capacidade de redação e vocabulário.

Outra consequência da minha fixação por histórias foi minha habilidade para lidar com idiomas e absorver conhecimentos. Veja bem, quando você termina de assistir um filme, finalizar um jogo de videogame ou um livro, e por acaso encontrou algo que não entendeu, o que acontece? A maioria das pessoas apenas deixa pra lá e segue a vida. No meu caso, eu não consigo. Enquanto eu não entender esse detalhe, simplesmente ele não sai da minha mente. Isso faz com que eu procure conhecimentos extras o tempo todo. Aprendi a ler inglês sozinho ainda criança, simplesmente porque não suportava jogar um videogame sem entender o enredo. Também aprendo muito rápido quase qualquer coisa — exceto memorizar datas; por algum motivo sou péssimo com elas —, especialmente se for algo que desperte minha curiosidade.

Outra característica interessante é a maneira como entendemos o mundo. A mente de um Asperger pula de um pensamento para outro o tempo todo. Costumo dizer que somos a encarnação da frase "Meus pensamentos têm pensamentos". Também somos naturalmente programados para procurar padrões e esquemas em tudo. Quando leio um romance, por exemplo, meu cérebro automaticamente busca obras similares e faz conexões. Só para dar um exemplo curto, quando eu assisti O Senhor dos Anéis pela primeira vez, eu imediatamente classifiquei cada personagem com classes correspondentes nos sistemas de RPG de Dungeons & Dragons e de pelo menos dois jogos de videogame assim que o dito personagem aparecia, tudo isso sem perder nada da trama do filme. Combinando esse excesso de pensamentos a outros traços da síndrome, vivemos com mentes sobrecarregadas.

Mas, quando aprendemos a lidar com isso, podemos fazer coisas impressionantes, trabalhando de forma eficaz e muitas vezes única, quantidades de informação impensáveis para a maioria das pessoas. Nos meus últimos empregos, meus colegas se impressionavam de eu conseguir organizar listas de empregados com mais de cem nomes em poucas horas e ainda conseguir prestar atenção em todas as conversas acontecendo ao meu redor. Enfim, isso é só um pouco do que eu acho que posso fazer. Mas cada um de nós é diferente, e eu estou sempre descobrindo novas facetas de mim mesmo.

2) Gustavo Ribeiro Fantin

Ainda estou em fase de descoberta das minhas habilidades por ter vontade de fazer muita coisa; antes não conseguia enxergar se o que eu fazia estava bom ou ruim. Fotografia é uma coisa que gosto muito e me salva dos momentos de baixa, também gosto de trabalhos manuais, de fazer pulseira/ tornozeleira, de escrever minhas emoções e do meu emprego de facilitador, onde eu ajudo as pessoas. Ainda não sei quais são as minhas habilidades e competências, mas aos poucos vou tentando me encontrar.

3) Murilo de Oliveira

As minhas competências são: fazer e manter amizades, sou bom na área de humanas, principalmente história e geografia, e sou muito criativo.

O que me faz pensar que tenho essas competências? Eu sou amigável e tento ser o mais simpático com as pessoas ao meu redor, sou bom ouvinte e, se um amigo está com problemas, tento fazer de tudo para ajudar essa pessoa.

Sobre ser bom na área de humanas: Sempre consegui tirar notas altas nessas matérias só de prestar atenção, fazer comparações e lembrar da explicação do professor, o que facilita muito os meus estudos. Várias vezes, apenas em prestar atenção na explicação e entender, consegui ir muito bem nas provas sem esforço; além disso, sou apaixonado por essa área.

Na questão da criatividade, sempre que tenho um problema fico pensando em como resolver da melhor ou mais rápida forma, tenho brilhantes ideias. Sou ótimo para fazer campanhas publicitárias.

4) Luiz Fernando Yago da Silva

Desde a minha infância eu sempre tive muito interesse em desenho, na minha adolescência desenhar foi um ato de liberdade e expressão pessoal. Sempre percebi que podia traduzir o meu modo de enxergar o mundo através de alguns rabiscos.

Chegando o período de escolher minha graduação, minha primeira opção em mente foi artes, porém não tinha o pensamento de que realmente poderia fazer o que eu queria e amava. Após 4 anos e meio e 3 faculdades não concluídas, resolvi retomar o meu sonho, voltei a desenhar. Ingressei em um curso livre e resolvi trocar de curso mais uma vez, para Artes Visuais, que foi meu desejo em 2015.

Hoje eu vivo para os meus estudos e produções em ilustração e pintura digital, e tento cada vez mais tornar minha prática o meu sustento. Nunca fui tão feliz em tomar a responsabilidade de assumir minhas habilidades como meu maior incentivo de vida. E hoje assumo o nome artístico de Nemo Yago em minhas produções.

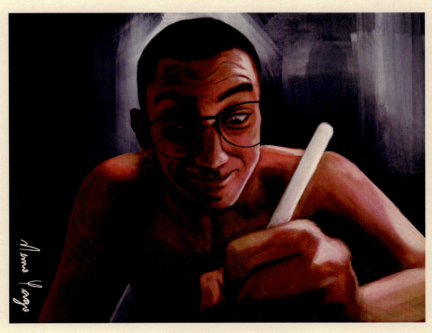

Autor: Luiz Fernando Yago

Referências

BRASIL. Ministério da Educação. **Base Nacional Comum Curricular**. Brasília: MEC, 2018.

BRASIL. Lei nº 13.415, de 16 de fevereiro de 2017. Altera as Leis nº 9.394, de 20 de dezembro de 1996, que estabelece as diretrizes e bases da educação nacional, e 11.494, de 20 de junho 2007, que regulamenta o Fundo de Manutenção e Desenvolvimento da Educação Básica e de Valorização dos Profissionais da Educação, a Consolidação das Leis do Trabalho – CLT, aprovada pelo Decreto-Lei nº 5.452, de 1º de maio de 1943, e o Decreto-Lei nº 236, de 28 de fevereiro de 1967; revoga a Lei nº 11.161, de 5 de agosto de 2005; e institui a Política de Fomento à Implementação de Escolas de Ensino Médio em Tempo Integral. **Diário Oficial da União**, Brasília, 17 fev. 2017.

FERREIRA, F. **Metodologia para reconhecimento do perfil cognitivo**: uma abordagem computacional pautada pela Teoria das Inteligências Múltiplas. Tese (Doutorado em Educação) – Escola Politécnica, Universidade de São Paulo, São Paulo, 2015.

LEWIS, R. B.; DOORLAG, D. H. **Teaching special students in the mainstream**. New York: Macmillan, 1991.

WHITMORE, J. R.; MAKER, C. J. **Intellectual giftedness in disabled persons**. Rockville: Aspen Systems, 1985.

Indicações bibliográficas

ARANHA, M. S. F. **Projeto Escola Viva**: garantindo o acesso e permanência de todos os alunos na escola - alunos com necessidades educacionais especiais. Brasília: Ministério da Educação, Secretaria de Educação Especial, 2005.

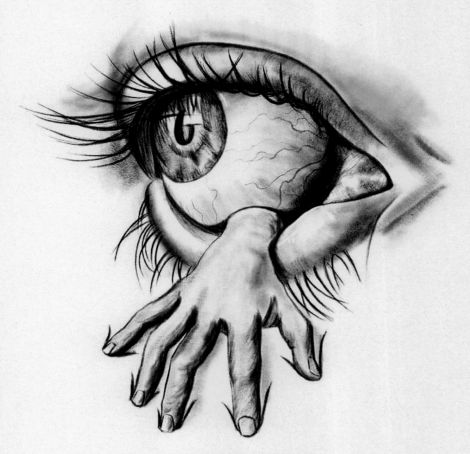

Autor: Luiz Fernando Yago

7

MERCADO DE TRABALHO

Escolhes um trabalho de que gostes e não terás que trabalhar nem um dia na tua vida.
(Confúcio)

Como será que entendemos o mercado de trabalho para as pessoas com TEA? Essa é uma pergunta que merece uma análise mais profunda para entendermos melhor a postura jurídica das empresas e da pessoa com TEA.

Inicialmente vamos fazer uma retomada na instituição que prepara as pessoas para formação profissional, "a escola". Se entendermos que o indivíduo estuda e, com sua formação, encontra-se mais bem preparado para escolher sua profissão e se inserir no mercado de trabalho, então entenderemos que suas chances aumentam para conseguir trabalhar. Certo? Sim, para qualquer pessoa, menos para pessoa com algum tipo de deficiência. Infelizmente essa realidade é vivenciada na prática do dia a dia, em pleno século XXI.

Em nossa caminhada prática, temos escutado das famílias e principalmente das pessoas com deficiência várias queixas em relação à escolaridade das crianças, dos adolescentes, dos jovens e dos adultos com deficiência, e vamos priorizar os comentários sobre o autismo (nível leve, moderado e severo).

A maior dificuldade encontrada na escola refere-se ao currículo/adaptação escolar, seguido pela despreparação da maior parte dos educadores. Essas dificuldades chamo de principais nesse contexto, pois torna-se difícil levantar as habilidades e competências de uma pessoa com deficiência e prepará-la para uma possível inserção no mercado de trabalho.

Quando essa criança se torna adulta, seu estímulo é rebaixado diante de suas possibilidades. Nem ela sabe o que é capaz de fazer, pois não recebeu as instruções básicas para ser inserida em uma possível profissão e sente apenas o peso da exclusão. As famílias, por sua vez, buscam o Benefício da Prestação Continuada (BPC), criado pela Lei Orgânica da Assistência Social (Loas), Lei 8.742, de 7 de dezembro de 1993 (BRASIL, 1993), com objetivo principal de amparar as pessoas que não podem prover seu sustento.

No Art. 2º dessa lei, é garantido um salário-mínimo mensal "à pessoa com deficiência e ao idoso que comprovem não possuir meios de prover a própria manutenção ou de tê-la provida por sua família" (BRASIL, 1993, s/p).

Em alguns casos mais ousados, há a persistência da PCD que inicia sua trajetória profissional andando à margem de suas competências e habilidades, apoiada na Lei de Cotas e circulando de empresa em empresa que tenha interesse ou obrigatoriedade da contratação.

Segundo a legislação, Art. 93 da Lei nº 8.213/91 (BRASIL, 1991), conhecida como a Lei de Cotas, estabelece-se a obrigatoriedade de as empresas com cem ou mais empregados preencherem uma parcela de seus cargos com beneficiários reabilitados ou pessoas portadoras de deficiência, habilitadas, na seguinte proporção:

I – de 100 a 200 empregados.........................2%

II – de 201 a 500 empregados......................3%

III – de 501 a 1.000 empregados...................4%

IV – de 1.001 em diante...............................5%

Diante do exposto sobre a Lei de Cotas (BRASIL, 1991), precisamos deixar claro quem é a pessoa com deficiência e onde a pessoa com TEA se enquadra nesse contexto.

A Convenção da Guatemala (BRASIL, 2001, p. 2) conceitua deficiência como um tipo de "restrição física, mental ou sensorial, de natureza permanente ou transitória, que limita a capacidade de exercer uma ou mais atividades essenciais da vida diária, causada ou agravada pelo ambiente econômico e social". E a Organização Internacional do Trabalho (OIT), pelo Decreto 10.088/19, entende pessoas deficientes, para fins de proteção legal, como "todas as pessoas cujas possibilidades de obter e conservar um emprego adequado e de progredir no mesmo fiquem substancialmente reduzidas devido a uma deficiência de caráter físico ou mental devidamente comprovada" (BRASIL, 2019, s/p).

O Decreto 3.298/99, Art. 3º, considera:

> I – deficiência - toda perda ou anormalidade de uma estrutura ou função psicológica, fisiológica ou anatômica que gere incapacidade para o desempenho de atividade, dentro do padrão considerado normal para o ser humano;
>
> II – deficiência permanente - aquela que ocorreu ou se estabilizou durante um período de tempo suficiente para não permitir a recuperação ou ter probabilidade de que se altere, apesar de novos tratamentos; e
>
> III - incapacidade – uma redução efetiva e acentuada da capacidade de integração social, com necessidade de equipamentos, adaptações, meios ou recursos especiais para que a pessoa portadora de deficiência possa receber ou transmitir informações necessárias ao seu bem-estar pessoal e ao desempenho de função ou atividade a ser exercida. (BRASIL, 1999, s/p).

Conforme descrito nesse artigo, a pessoa com TEA/leve, quando procura o mercado de trabalho, é inserida na empresa como pessoa com déficit intelectual. Podemos entender as limitações da pessoa com TEA, mas é difícil entender como uma pessoa com QI superior pode ser rebaixada pela empresa como pessoa não dotada de potencial para trabalhar, produzir e ser reconhecida como funcionário capacitado para gerir uma demanda profissional. Afinal, onde está a dificuldade do contratante quando emprega uma pessoa com deficiência? Não estou desconsiderando as dificuldades da pessoa com TEA, mas as limitações da empresa, e em alguns momentos a falta de interesse para reconhecer a competência de uma pessoa que poderia ser altamente produtiva. Todos perdemos por não entendermos o básico da gestão de pessoas e a comunicação não produtiva entre os setores e os funcionários.

Nas vivências da instituição CVDVIDA, auxiliamos várias pessoas com deficiência para empregabilidade. À medida que chegava uma demanda de PCD, os projetos eram desenvolvidos e executados. Nas entrevistas realizadas na ONG, várias pessoas manifestavam o desejo de trabalhar, mas não apresentavam estrutura funcional para essa inserção. Diante dessa realidade, entendemos essa demanda e criamos o Curso de Competências, com 50 alunos com deficiência: com deficiência física, surdo, surdo-mudo, com déficit intelectual, com deficiência visual, cadeirante e reabilitado do Instituto Nacional do Seguro Social (INSS). Na medida do avanço dessas pessoas, elas eram inseridas nas vagas disponibilizadas pelas empresas. Essa inserção era preferencialmente de acordo com a competência da pessoa inserida. Na contrapartida, a empresa recebia monitoramento, palestras sobre deficiências e competências. A inclusão era realizada passo a passo, à medida que as empresas o permitiam.

Nessa caminhada foi possível entender as dificuldades e necessidades das pessoas com deficiência no acesso à empresa e que, quando aquelas conseguem ser contratadas enfrentam um segundo problema: a permanência e o desenvolvimento do plano de carreira na empresa contratante. Geralmente as PCDs são vistas como pessoas que iniciam em determinada função, somente ali podem ficar e com o mesmo salário até sair da empresa. Raramente existe um plano de carreira ou incentivo para o crescimento delas. São entendidas como problema imposto pela lei, a qual a empresa se vê obrigada a digerir.

A acessibilidade também se torna um problema para os cadeirantes, pois geralmente as empresas não querem mudar sua estrutura física para proporcionar espaço para uma cadeira de rodas. A deficiência mais aceita pelas empresas, na grande maioria, é a física. As pessoas com deficiência intelectual são as últimas a serem requisitadas. O TEA leve ainda não foi descoberto pelas empresas. No estado do Espírito Santo, essa descoberta anda a passos lentos. A empresa manifesta certa dificuldade em entender a funcionalidade das pessoas com TEA e, por motivo de precaução, evita a contratação.

Penso ser importante rever esse conceito ou esse preconceito. Afinal, pessoas com TEA são altamente produtivas, se inseridas em atividade de sua competência. Mas precisamos que isso seja entendido pelas empresas, que elas queiram entender um pouco sobre autismo e, valendo-se desse conhecimento, abrir as portas para contratação desse público altamente competente e produtivo.

As empresas podem aproveitar eventos internos como Semana Interna de Prevenção de Acidentes do Trabalho (Sipat), um evento obrigatório nas empresas, segundo a legislação trabalhista, prevista na Portaria n.º 3.214 da Norma Regulamentadora de n.º 5, a NR-5 (BRASIL, 2021). Essa é uma semana para orientar e conscientizar os empregados da importância de como fazer para evitar os acidentes em local de trabalho.

CORRENTE ALTERNATIVA

Palestras diversas são oferecidas, até mesmo com temas atualizados sobre família, inclusão, saúde, alimentação, entre outros temas da modernidade.

A instituição CVDVIDA já participou da Sipat em várias empresas, levando temas como: Inclusão, Família nos tempos da modernidade, Autismo na empresa, Depressão, Doenças mentais, Estresse no ambiente de trabalho, "Síndrome de Burnout, quando parar?", Assédio sexual no trabalho, entre outros. Boa parte dessas palestras é seguida de apresentação musical com pessoas com deficiência.

Então? Será possível inserir pessoas com deficiência no mercado de trabalho e fazê-las produzir com habilidade e competência?

Não tenho a menor dúvida que isso é possível. Mas... é preciso que o interesse seja mútuo. Na verdade, não precisaria haver uma lei que obrigasse a essa contratação, se as escolas preparassem seus alunos com melhor senso de solidariedade, educação, e o ser humano entendesse um pouco de "inclusão com ética".

Para contar melhor sobre a inclusão, veja a seguir o relato de uma experiência do grupo.

Depoimentos de pessoas do grupo da ONG Corrente Alternativa

1) Relato de Gustavo Ribeiro Fantin

Meu primeiro emprego, eu não sabia que era autista, não tinha laudo, eu fui tratado com depressão e ansiedade. Eu precisava fazer o estágio obrigatório para conseguir concluir o curso de técnico de meio ambiente e consegui a vaga de voluntário. Não tinha muitas habilidades, era bem enrijecido, sem traquejo social, e só fazia uma tarefa por vez. Eu preferia fazer o serviço braçal, tinha muita dificuldade em conversar com outras pessoas. Quando quebrava algum equipamento, se algum animal está tendo uma piora na recuperação, se algum animal morreu, eu comunicava o que acontecia no ambiente de trabalho, conversando o necessário de cabeça baixa, sem olhar no rosto das pessoas.

Com o passar do tempo, eu fui fazendo outras atividades, como: fazia anotação, limpava o recinto, e com o tempo fui nomeado estagiário "monitor". Eu ganhava treinamento, ganhava mais responsabilidades, fazia tudo dentro do horário, eu era sistemático, tinha uma rotina que eu fazia e ficava mais fácil de executar as tarefas.

Conforme o tempo passou, fui contratado como tratador de animais. Eu cuidava dos animais, alimentava, limpava e até dava medicação com a supervisão do veterinário; já tinha pessoas que tinha uma confiança para conversar, fiz amizades [com] alguns membros da equipe. Minha responsabilidade era maior, trabalhava por escala 12/36, às vezes ia nos dias que não era da minha escala, para ajudar, depois fui ganhando algumas experiências de vida profissional em um trabalho que gostava de fazer. Era mais fácil trabalhar com os animais do que com as pessoas. Me apaixonei por uma colega de trabalho, não deu certo; percebia que tinha pessoas que não sabia trabalhar em equipe. Eu trabalhava muito, tinha que coordenar os voluntários para ajudar, fazia anotação, cuidava das medicações, seguindo o horário, cuidava dos animais no CTI, seguindo o protocolo de segurança, para não contaminar os animais. O tempo passou, e fiquei por 3 anos nesse trabalho, onde 1 ano foi de carteira assinada, o restante foi voluntário e estágio. No fim do ano eu não aguentava mais, estava tendo problemas psicológicos e fisiológicos, devido à sobrecarga, não suportei e saí do trabalho.... depois fiquei alguns anos em casa sem atividades. Fui procurar ajuda com uma psiquiatra, que demorou para identificar que eu tinha autismo. Diante da suspeita dela, fui encaminhado para uma psicóloga, que fez algumas avaliações [e] que fechou a hipótese de autismo e reencaminhou para psiquiatra com o laudo dela. A partir desse momento, fui me entender melhor e entender aos poucos meu comportamento e minhas reservas.

Ter uma identidade autista onde eu posso entender como ser funcional me ajuda a não ter pensamento intrusivos. Hoje estou fazendo Faculdade de Educação Física, tenho dois empregos, trabalho com pessoas com deficiência, inclusive autistas, e posso entendê-las melhor. Tenho autonomia para tomar decisões e me sentir capaz de executá-las. Comprei minha moto, que me ajuda na locomoção de ir e vir com mais agilidade. Tenho descoberto habilidades que eu não sabia que era capaz de executar. Me descobri um bom fotógrafo, gosto de marcenaria, descobri que tenho talento para desenho e faço alguns trabalhos de artesanato, precisando ainda melhorar no acabamento final. Esse sou eu, Gustavo Ribeiro Fantin, e descobri que sou uma pessoa dotada de talentos e de bom coração.

Referências

BRASIL. [Lei Orgânica de Assistência Social (LOAS)]. **Lei nº 8.742, de 7 de dezembro de 1993**. Dispõe sobre a organização da Assistência Social e dá outras providências. Brasília: Presidência da República, 1993. Disponível em: http://www.planalto.gov.br/ccivil_03/leis/l8742compilado.htm. Acesso em: 30 jul. 2022.

BRASIL. Decreto nº 3.298, de 20 de dezembro de 1999. Regulamenta a Lei no 7.853, de 24 de outubro de 1989, dispõe sobre a Política Nacional para a Integração da Pessoa Portadora de Deficiência, consolida as normas de proteção, e dá outras providências. Brasília: **Diário Oficial [da] República Federativa do Brasil**, Brasília, 20 dez. 1999. Disponível em: http://www.planalto.gov.br/ccivil_03/decreto/d3298.htm. Acesso em: 30 jul. 2022.

BRASIL. Decreto nº 3.956, de 8 de outubro de 2001. Promulga a Convenção Interamericana para a Eliminação de Todas as Formas de Discriminação contra as Pessoas Portadoras de Deficiência. **Diário Oficial [da] República Federativa do Brasil**, Brasília, 8 out. 2001. Disponível em: http://www.planalto.gov.br/ccivil_03/decreto/2001/d3956.htm. Acesso em: 30 jul. 2022.

BRASIL. Decreto nº 10.088, de 5 de novembro de 2019. Consolida atos normativos editados pelo Poder Executivo Federal que dispõem sobre a promulgação de convenções e recomendações da Organização Internacional do Trabalho - OIT ratificadas pela República Federativa do Brasil. **Diário Oficial [da] República Federativa do Brasil**, Brasília, 5 nov. 2019. Disponível em: http://www.planalto.gov.br/ccivil_03/_Ato2019-2022/2019/Decreto/D10088.htm. Acesso em: 30 jul. 2022.

BRASIL. Lei nº 8.213, de 24 de julho de 1991. Dispõe sobre os Planos de Benefícios da Previdência Social e dá outras providências. **Diário Oficial [da] República Federativa do Brasil**, Brasília, 24 jul. 1991. Disponível em: http://www.planalto.gov.br/ccivil_03/leis/l8213compilado.htm. Acesso em: 30 jul. 2022.

BRASIL. Lei nº 12.764, de 27 de dezembro de 2012. Institui a Política Nacional de Proteção dos Direitos da Pessoa com Transtorno do Espectro Autista; e altera o § 3º do art. 98 da Lei nº 8.112, de 11 de dezembro de 1990. **Diário Oficial [da] República Federativa do Brasil**, Brasília, 28 dez. 2012.

BRASIL. Ministério do Trabalho e Emprego. **NR 05**: Comissão Interna de Prevenção de Acidentes. Brasília: Ministério do Trabalho e Emprego, 2021. Disponível em: https://www.gov.br/trabalho-e-previdencia/pt-br/composicao/ orgaos-especificos/secretaria-de-trabalho/inspecao/seguranca-e-saude-no-tra-balho/normas-regulamentadoras/nr-05-atualizada-2021-1-1.pdf. Acesso em: 30 jul. 2022.

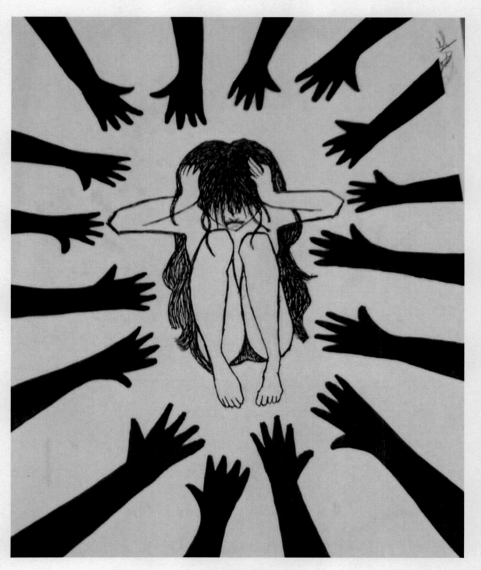

Autora: Isabella Fragoso

8

VIOLÊNCIA

*Vocês disseram que nunca soltariam a mão de ninguém,
mas vocês nunca pegaram a minha.*

(Amanda Soares)

Todos os capítulos foram escritos começando pela conceituação e logo em seguida por relatos, e este será um pouco diferente. Antes de lhe explicar o que é violência e suas diferentes formas em nossa sociedade, quero lhe contar uma história. De antemão, preciso me apresentar, já que você não me viu nos capítulos anteriores. Meu nome é Emilly Souza, sou autista, tenho 22 anos, estou me graduando em Psicologia, e participo desse grupo há um pouco mais de três anos.

Frequentemente participamos de palestras com a ONG Centro de Vivências Despertar para Vida. A primeira vez que participei foi no início de 2019, para um grupo de capacitação de profissionais que prestavam suporte a pessoas com deficiência. Depois de um longo dia de ministração das psicólogas da clínica e de todo o trabalho que tiveram para levar conhecimento a outras pessoas, Leila chamou-nos ao palco, e o público pôde fazer perguntas diretamente para nós (pessoas com deficiência): esse é um momento de extrema importância, porque ali estamos representando uma parcela da população que ainda não tem voz ativa nos meios sociais, e é inadmissível que falem de nós sem nós. Depois de termos respondido a todas as questões que foram levantadas, ocorreu a apresentação de outros grupos, e logo em seguida Leila agradeceu a presença de todos e finalizou: estavam ali cerca de 200 pessoas.

Naquele dia, eu saí um pouco na pressa porque estava chovendo muito e eu não tinha sombrinha, estava apenas com uma blusa de frio com capuz para me proteger. Quando cheguei ao ponto de ônibus, fiquei no canto e ninguém percebeu que eu estava ali; havia aproximadamente

15 pessoas que também estavam na palestra, estavam todos gargalhando e conversando, e eu não precisei de mais de 2 minutos para entender o que falavam. A mais engraçada do grupo era uma pessoa que parecia ser interessada no tema das palestras, porque ela foi a pessoa que mais nos fez perguntas sobre autismo e como nos sentíamos, e infelizmente esse foi o tema de suas piadas. Todas aquelas pessoas, e é uma pena não poder excluir nenhuma delas, todas aquelas pessoas estavam ali imitando as pessoas que subiram no palco estavam rindo de suas capacidades e zombando de tudo que foi dito. Depois de um pouco mais de 20 minutos, quando percebi que aquele circo não tinha fim, eu tirei o capuz que estava na minha cabeça, pedi licença e sentei no banco do ponto de ônibus; rapidamente as pessoas começaram a se cutucar e apontar para mim; todo mundo ficou se entreolhando, e as risadas converteram-se em um longo silêncio constrangedor; acredito que os próximos poucos minutos de espera do ônibus deles tenham sido os mais longos do que todo o dia de palestra sobre conscientização.

O meu objetivo de iniciar contando essa história é mostrar que, apesar de a conscientização ser o maior meio de combate à violência e aos abusos, a violência também vem dos detentores de conhecimento. Neste exato momento, talvez você esteja se perguntando por que, depois do ocorrido, nós ainda continuamos subindo nos palcos (às vezes até correndo no meio do palco) e por que Leila e Hedna ainda permitem a nossa exposição em suas palestras sabendo que coisas como essa podem acontecer. Primeiro, eu nunca cheguei a contar essa história a elas, e elas devem estar lendo isto agora (hahaha); segundo, talvez essa seja uma realidade com o qual já tenhamos nos acostumados, e não há nada novo por aqui, porque nós já vimos a risada que você dá no canto da boca quando nos comportamos inadequadamente, nós já percebemos como o ambiente ficou desconfortável quando chegamos, nós já ouvimos você falando quanto somos estranhos, então esse tipo de situação já não nos assusta mais. Logo, você não deveria se perguntar o porquê de ainda nos expormos, e sim por que nós nos acostumamos com esse tipo de situação que você e sua falta de caráter nos permitem passar. Portanto, você é capaz de concluir que então nós não falamos para os 10% que riram, porque a gente já esperava isso, mas nós tentamos um diálogo com os outros 90%, e, mesmo que fosse 1%, nós continuaríamos ali tentando esse diálogo, porque talvez o que as pessoas não entenderam ainda é que nós não somos uma parte da sociedade, nós pertencemos e somos a própria sociedade.

CORRENTE ALTERNATIVA

Inicialmente os meus planos eram trazer dados estatísticos que mostrassem a quantidade de casos e pudessem validar esse assunto, deixando os números falarem por si, e claro que trazendo em específico a porcentagem de casos de pessoas com autismo, que é o enfoque deste livro. Em diversas pesquisas (acreditem, foram muitas e por dias), encontrei dados discrepantes, notícias citando dados sem referências que fossem de institutos de pesquisa que quantifiquem essas informações, e algumas até com fontes que não eram confiáveis. O Atlas da Violência do ano de 2020 não apresentou o mapeamento de registro ou dados que se referissem a pessoas com deficiência (VENTURA, 2020), lembrando que esses dados são coletados pelo Instituto de Pesquisa Econômica Aplicada (Ipea) com o Fórum Brasileiro de Segurança Pública (FBSP).

O discurso de que os dados não refletem a real situação da sociedade é inquestionável, porém, se você ainda não entendeu a extrema importância que isso tem e que é necessário denunciar, eu faço questão de lhe explicar o motivo. Quando temos a estratificação dos dados, nós podemos olhar com mais cuidado para essa parcela da população que vem sendo prejudicada, conhecendo e avaliando a dimensão e proporção dos casos, para assim mobilizar órgãos públicos para o combate da violência e garantir a proteção das vítimas. Se não tivermos registro de casos que comprovam que pessoas com deficiência estão sendo violentadas, como nós poderemos garantir a proteção das vítimas? Costumamos dizer que, quando alguém é vitimado, vira apenas um número estatístico, e por essa frase torna-se clara a falta de entendimento do poder que esses números possuem, e, como consequências dessa lacuna nos registros, temos uma não priorização de políticas públicas por parte do governo, que ressaltam ainda mais a nossa condição de vulnerabilidade e invisibilidade em nossa sociedade, sendo um reflexo da exclusão presente em nosso país.

Agora, eu poderia então me apegar ao contexto histórico e lhe mostrar como a violência e o preconceito à pessoa com deficiência são enraizados em nossa sociedade, tornando-se quase que inerente ao homem desprezar todo aquele que parece um ponto fraco em sua comunidade, e passaria páginas e páginas falando sobre o infanticídio na Grécia e em outras culturas, em como na Idade Média deficiências eram consideradas castigo de Deus, sobre o programa de eutanásia durante o regime nazista, a segregação dessas pessoas da sociedade, o uso do corpo delas em experimentos científicos... e isso resultaria não apenas em um capítulo, mas em um livro inteiro cheio de histórias tão absurdas que é até difícil acreditar que realmente aconteceram. O objetivo não é apagar essa parte da história nem fingir que não aconteceu, mas trazer para você pai ou mãe relatos que o façam entrar em estado de alerta sobre o que acontece ou pode acontecer com seus filhos; mostrar para você que é autista que não está só e, caso se identifique com algum desses relatos, procure ajuda e denuncie; ajudar você que é profissional da saúde a entender um pouquinho mais da queixa de seus pacientes; e chamar atenção de todos vocês, que estão aqui lendo, para olhar com o cuidado que esse assunto merece.

A violência é reconhecida pela Organização Mundial da Saúde como problema de saúde pública; ela não ocorre somente com a integridade física, mas também atinge esferas emocionais, psíquicas e simbólicas, estando presente em todos os meios sociais, podendo ocorrer de forma individual ou coletiva. Segundo Cruz, Silva e Castro (2007, p. 133), em consonância com a Organização das Nações Unidas para a Educação, a Ciência e a Cultura (Unesco), existem diferentes tipos de violência; entre eles, podemos citar:

> a) Violência direta (física, sexual, negligência): pode resultar em danos irreparáveis à vida do indivíduo, como na saúde, na liberdade e consequentemente na vida;
>
> b) Violência indireta: representada por ações coercitivas ou agressivas que impliquem em prejuízo psicológico ou emocional;
>
> c) Violência econômica: abrange prejuízos causados ao patrimônio, à propriedade, principalmente os resultantes dos atos de delinquência e criminalidade contra os bens, tais como o vandalismo;
>
> d) Violência moral ou simbólica: alcança as relações de poder interpessoais ou institucionais que cerceiam a livre ação, pensamento e consciência do indivíduo. É centrado na ideia da violência pela autoridade.

Ainda de acordo com Cruz, Silva e Castro (2007, p. 134):

> [...] ao longo da história as relações entre violência e deficiências são constatadas através de diversos registros onde são notórios o preconceito, descaso, abandono, descrédito, estigma e segregação pelo qual passaram e passam as pessoas com deficiência, sejam elas de origem física, sensorial, mental ou emocional.

Violência sexual

Conforme o Ministério da Saúde (BRASIL, 2002, p. 13), abuso sexual é:

> [...] todo ato ou jogo sexual, relação heterossexual ou homossexual cujo agressor está em estágio de desenvolvimento psicossexual mais adiantado que a criança ou adolescente. Tem por intenção estimulá-la sexualmente ou utilizá-la para obter satisfação sexual. Apresenta-se sob a forma de práticas eróticas e sexuais impostas à criança e ao adolescente pela violência física, ameaças ou indução de sua vontade. Esse fenômeno violento pode variar desde atos em que não se produz o contato sexual (voyeurismo, exibicionismo, produção de fotos), até diferentes tipos de ações que incluem contato sexual sem ou com penetração. Engloba ainda a situação de exploração sexual visando lucros como é o caso da prostituição e da pornografia.

Educação sexual é um assunto extremamente difícil e delicado para todos e geralmente é ignorado por responsáveis pela criança ou pelo adolescente por pensarem que "ainda não está na hora de conversar sobre isso", por talvez sentirem vergonha de falar ou não saberem como conversar; e, quando é uma pessoa com deficiência, eles podem ainda pensar que esse momento pode nunca acontecer. A educação sexual não é somente uma preparação para a vida sexual, mas também um importante fator de proteção.

Pessoas com deficiência intelectual geralmente são extremamente manipuláveis, tornando-se um alvo fácil de abusadores por estes terem maior probabilidade de saírem impunes dessas situações. Autistas muitas vezes podem ter dificuldade de compreender todo o jogo social e acabam em situações nas quais não têm o pleno entendimento do que está acontecendo a sua volta, e também em uma tentativa de pertencer a algum grupo, principalmente na adolescência, tornando-se potenciais vítimas de abuso sexual por serem propensos a modelar comportamentos e acabarem naturalizando comportamentos sexuais não assertivos. Espero que os casos a seguir sirvam para entender a importância da educação sexual para pessoas autistas:

Uma jovem TEA de dezoito anos me contou que começou a namorar aos quinze com o consentimento das famílias. Certo dia ela foi para uma "resenha" (festa) com o namorado. Ele ofereceu bebidas, e ela confiou. Eram namorados há três meses, e ela conhecia a família. Ela acordou no quarto sozinha e nua. Só relatou na terapia por se sentir segura e não se achar culpada.

Tive um professor que sempre fazia piadinhas sexuais com tudo, todo mundo achava engraçado. Ele era o melhor professor, e todo mundo amava. Eu já tinha ouvido adultos falar sobre sexo outras vezes, então não era estranho. Um dia, quando tinha menos pessoas na sala, ele acabou reclamando da vida e falou até sobre sexo, e ninguém se importou, todo mundo acabou rindo como sempre, depois disso ele se aproximou mais de mim, e as falas dele sobre sexo foram aumentando, a ponto dele falar detalhes da sua vida sexual. Aquela situação me incomodava, e eu só fui entender o porquê quando ele tentou passar a mão em mim; com o tempo eu fui sentindo medo de encontrar com ele pelos corredores, e eu só entendi o real problema dos comentários que ele fazia quando cresci.

Fiz atendimentos online no início da quarentena e fui descobrindo um mundo virtual através das pesquisas de meus pacientes adolescentes. Todos TEA leve. Um novo vocabulário surgiu. "Sugar Baby" o termo. Novidade para psicóloga, e para meus pacientes era um vocabulário antigo. Durante uma sessão, minha paciente perguntou se isso seria uma espécie de abuso. Expliquei que todos são maiores e aceitam o acordo desde o início. Ela que é menor de idade pensou e falou: "aos dezoito posso ser uma Sugar Baby". Não vejo problema em nenhum tipo de relação, desde que seja consensual. Mas, a partir da fala dessa paciente, fiquei mais atenta à demanda de adolescentes TEA que estavam modelando um comportamento por estarem muito tempo em sites virtuais, e sendo educados sexualmente por pessoas que desconhecem, podendo se tornar alvos fáceis de predadores.

Violência física

A violência física, os maus-tratos ou o abuso físico são atos de violência em que se faz o uso da força física de forma intencional com o objetivo de causar algum sofrimento à pessoa. O Ministério Público

CORRENTE ALTERNATIVA

do Estado de São Paulo caracteriza violência física como lesão corporal ou vias de fato. As vias de fato são agressões que não deixam marcas ou sequelas no corpo, já a lesão corporal é uma lesão corporal ou à saúde, podendo ser leve, grave ou gravíssima. É considerado violência física: dar tapas, empurrões, socos e chutes; apertar o pescoço (esganar, enforcar); agredir com armas ou outros objetos; provocar queimaduras com cigarro, ferro etc.; puxar ou cortar o cabelo. E a pena? A pena para essa infração varia de 15 dias a três anos de prisão.

A pessoa com deficiência já se encontra em uma posição de vulnerabilidade social, e o autor desse tipo de violência aproveita-se dessa situação e da sua posição para exercer poder sobre a vítima, como forma de garantir algum tipo de consentimento ou controle. Além das formas de violência já citadas, podemos incluir: excesso de medicamentos, negligência com os cuidados pessoais, isolamento etc. Se você passa por esse tipo de situação, entenda que não está tudo bem e que isso não é normal. Por favor, DENUNCIE!

Quando casei, passei por situações bem difíceis, sofri abuso físico, sexual e psicológico. Como era da igreja, o meu ex-marido dizia que eu não poderia negar de fazer sexo com ele pois na bíblia estava escrito que a mulher deve que servir o marido. Também dizia que eu era esquisita e só ele conseguiria me aguentar, que eu tinha que ficar com ele pois nenhum outro me suportaria. Quando discutimos ele me empurrava. Lembro que uma vez meu filho com 3 anos estava apertando o coelho e ele gritava de dor, mandei ele parar e disse que não podia fazer isso porque o coelho estava sentindo dor e ele não parava, então dei uma chinelada na perna dele e disse "dói, tá doendo no coelho, não pode apertar". Confesso que não é a melhor prática para que ele entenda, mas na época eu não tinha o conhecimento que tenho hoje. E nisso eu e meu ex começamos a discutir porque ele não gostou que dei a chinelada na criança, e nessa discussão ele acabou me dando um soco na minha cara que me fez cair e bater com a cabeça no chão e desmaiar.

Meu filho, que é autista, fazia taekwondo com o pai, que sempre foi fanático por atividade física. Um dia, quando ele tinha sete anos, já tinha treinado uma hora e o pai queria que treinasse mais uma hora com a outra turma, porém meu filho não foi. Então, para castigá-lo, ele o colocou para

> *ler um livro de anatomia, pois, já que ele não queria treinar o corpo, teria que treinar a mente. Ele era uma criança de apenas sete anos e não queria fazer aquilo, e o pai o agrediu com a faixa preta, que é bem grossa e dura e que deixaram marcas, que fizeram os exames do corpo de delito. O caso foi parar na justiça, e na audiência ele riu e disse que eu estava exagerando, que tinha sido só umas faixadinhas e o juiz sorriu; me senti sozinha abandonada até mesmo pelo juiz.*

Assédio moral

Segundo Brobroff e Martins (2013, p. 252), o assédio moral é:

> [...] é caracterizado pela degradação deliberada das condições de trabalho, visto que, quando surte efeito, é capaz de instaurar um pacto de tolerância e silêncio coletivos quanto à gradativa desestabilização e fragilização da vítima. Está paulatinamente perde sua autoestima, duvida de si mesma e sente-se mentirosa à medida que se vê desacreditada pelos outros. Dessa maneira, aniquilam-se suas defesas e abala-se progressivamente sua autoconfiança, dificultando ou mesmo impossibilitando o desempenho de suas atividades laborais e às vezes familiares e sociais.

Neste tópico também quero tratar das outras duas variantes do assédio moral: *bullying* e *stalking*.

Enquanto o assédio moral acontece nas relações de trabalho, o *bullying* acontece no ambiente escolar. Esta é uma forma de maltratar e assediar a pessoa física e psicologicamente, resultando em isolamento, crises de ansiedade, desinteresse pela escola, comportamentos violentos e, em casos mais graves, suicídio. Esta é uma fase crítica para qualquer indivíduo, em que as crianças/adolescentes vão buscando se encaixar e pertencer a algum grupo. O autista já apresenta uma característica marcante de dificuldade em interações sociais, o que torna ainda mais importante um acompanhamento de perto de suas relações escolares.

O termo "*stalking*" significa perseguição, e é uma forma de assédio moral em que a pessoa invade a privacidade de outra de maneira intencional e incessante, perseguindo-a de diversas formas: frequentando

CORRENTE ALTERNATIVA

o mesmo local, fazendo ligações sucessivas, dando muitos presentes, mandando muitas mensagens, interferindo nas amizades, entre outras. No começo esse comportamento do abusador pode aparecer de formas sutis, porém ele vai se intensificando de forma assustadora, levando-o a difamar e inventar histórias sobre a vítima, convencer terceiros de que ela está errada, culpar a própria vítima dos abusos.

Um garoto ouviu a conversa que tive com uma amiga dentro do ônibus, e ele desceu no mesmo ponto que eu, e começou a puxar assunto dizendo que conhecia a minha amiga. Acabei esbarrando com ele dias depois no momento em que ia pro curso, e conversamos algumas vezes. Com o tempo, comecei a encontrar com ele mais vezes no dia a dia, como no terminal, nas proximidades da escola e do meu trabalho, e ele acabou conhecendo e se aproximando de alguns amigos meus, e até de um primo. Lembro-me de um dia encontrar com essa minha amiga, e comentei que tinha conhecido um amigo dela, e ela disse que não o conhecia, mostrei foto e ela não reconheceu. A situação foi ficando cada vez mais estranha e complicada, ele começou a inventar histórias, então as pessoas pensavam que nós éramos muito próximos, mas nunca fomos. Quando conversei com algumas pessoas falando sobre a situação, as pessoas não acreditavam em mim porque achavam que eu estava sendo ingrata por ele me ajudar e que eu estava sendo estúpida porque nosso suposto relacionamento não ia bem. Hoje eu percebo que naquela época eu demorei a entender a gravidade em que as coisas foram tomando.

Um amigo da minha irmã me tratava estranho; um dia estava na cozinha de casa e ele me assediou. Eu contei para a minha família, e ninguém acreditou, eles acharam que, por ser autista, poderia estar confundindo as coisas e exagerando já que não gosto que encostem em mim. Eles até conversaram com ele e disseram que talvez fosse melhor evitar brincadeiras comigo para que não gerasse situações desconfortáveis e que eu não confundisse.

Meu filho sofria muito bullying por saber mais que os outros colegas de turma. Uma vez juntaram os colegas da turma em uma roda para bater nele e o professor ficou instigando os alunos a baterem mais. É estranho saber que um professor incentivou, ainda mais porque eles são a autoridade ali, os que nós como pais confiamos para que não aconteça nada com os nossos filhos.

Aos 15 anos trabalhei com um dentista, um senhor que já tinha cabelos grisalhos e vivia perguntando o que eu mais queria na vida. Sempre pensei que ele fosse apenas bacana comigo. Na época estava na moda o nike air preto e cinza, e eu queria muito comprar, então contei pra ele. Ele me levava pra almoçar e eu apenas pensava que ele era legal comigo, até que comecei a perceber que muitas meninas iam no consultório e ficavam em uma sala fechada a sós com ele, e eu não entendia o porquê. Quando contei pra ele que o meu sonho era o nike, ele me disse que só se eu desse uma saidinha com ele e deu uma piscadinha. Nessa hora fiquei muito nervosa porque ele me decepcionou, falei um monte e disse que não queria que ele falasse isso de novo, mas nem pensei em dizer que ia contar pra alguém e nem em nada a respeito. Achei que só de falar assim ele entenderia que eu não aceitaria e passaria a me respeitar; infelizmente ele continuou com o assédio, e então eu não quis mais trabalhar naquele lugar.

Capacitismo

De forma resumida, capacitismo é uma forma de discriminação, e acontece quando as nossas capacidades são questionadas em virtude das nossas deficiências. Isso pode ser expresso de várias formas, como um olhar ofensivo, falar com tom infantilizado e devagar, subestimar ou até mesmo nos colocar como exemplo de superação, e existem algumas atitudes que reforçam esse tipo de preconceito em nossa sociedade, a exemplo de usar termos pejorativos como "está cego?", "está surdo?", "fura-olho", "mongol", "retardado", entre diversos outros.

A deficiência não é uma carga pesada que estamos fadados a carregar, ela é apenas um detalhe que me diferencia em relação ao outro. Por exemplo, para uma pessoa quando vai ao oftalmologista e descobre que tem miopia, são oferecidas lentes que ocasionam em melhorar a sua qualidade de vida. Com a deficiência acontece da mesma forma, ela é o meio pelo qual eu olho para a vida um pouquinho diferente de você, e eu preciso de lentes que melhorem a minha qualidade de vida, e não de um método ou remédio supermiraculoso que me fará sair do espectro.

Quando você se sente constrangido quando falo que sou deficiente ou tem medo por acreditar que ficaria constrangida por falar sobre isso, esse sentimento de constrangimento carrega consigo uma vergonha. E neste momento eu gostaria muitíssimo que vocês refletissem sobre o porquê dessa vergonha. Por que eu deveria ter vergonha da minha deficiência? Seria porque não sou igual a você? Mas cada pessoa já não é única e todos já não somos diferentes uns dos outros? Por que a sua diferença é melhor que a minha diferença? Por que você nunca me enxergará como uma pessoa capaz? Até quando eu vou ser reduzida a somente uma pequena parte de mim? Esse constrangimento me coloca em uma posição em que eu deveria me envergonhar, e eu posso lhe contar um segredo? Está tudo bem. Eu não sou inferior a você por ter um laudo e também não sou um exemplo de superação por fazer o mínimo. Nós somos diferentes, e está tudo bem. Não é um fardo, não é um problema, e está tudo bem.

Para os autistas adultos é muito comum questionarem o nosso diagnóstico, e o comentário que mais ouvimos é "Mas você não tem cara de autista!" Então, meu querido neurotípico, qual é a cara de autista? Eu não sei se para você esse comentário soa como um elogio, porque talvez na sua cabeça pareça bom dizer que a pessoa não parece ser deficiente, mas sinto lhe informar que para mim é um insulto, isso é capacitismo. Você está dizendo que eu não tenho cara de autista por causa das capacidades que eu demonstrei ter e pelo que você me conhece, e você não viu nada de "anormal". Esperava o quê? Que eu babasse ou batesse a cabeça na parede? Que lhe mordesse ou agredisse? E é exatamente aí que está o problema, conseguiu entender? Isso é capacitismo, você está julgando as minhas capacidades pela minha deficiência. E você está julgando por estereótipos que não são reais.

Outra frase que somos obrigados a ouvir é "Ah, mas todo mundo é um pouco autista", e não, meu querido neurotípico, as pessoas não são um pouco autistas. Essa é uma forma de inferiorizar a nossa história e a trajetória de uma pessoa autista. Alguns têm uma maior sensibilidade ao toque; outros, à iluminação; outros, ao som; outros, ao cheiro... e aí as pessoas vêm dizer que "Ah, O.K., normal, mas isso eu também tenho". E a resposta que tenho para lhe dizer é que NÃO, você não gostar ou se incomodar com algo não lhe faz um pouco autista. Nós temos um transtorno sensorial, é bem diferente de um simples "não gosto" e "isso também me incomoda", o nosso cérebro apresenta dificuldades em processar estímulos do ambiente e sentido.

Não poderia deixar de escrever este capítulo sem falar da problemática do termo "anjo azul". Sério, vocês não se sentem ridículos quando usam esse termo? Esse já deveria ser um ótimo motivo para não usarem! A cor azul refere-se ao alto número de incidência em meninos, mas hoje nós já sabemos que o espectro é diferente nas meninas, e a referência que se usava antes para diagnóstico foi com base nas descobertas sobre autismo somente em homens: isso por si só já nos evidencia que os dados que temos hoje de incidência de caso em meninos e meninas precisam ser revisados.

Mas o problema da cor é o de menos... Vamos para o termo "ANJO": esse termo nos desumaniza. Anjos somente pairam por aí, eles não precisam de nada. E nós autistas temos direitos, temos sexo, temos escolhas, temos voz, temos vontades. Há quem diga também que não deveríamos dar tanta importância a isso, que é somente um termo carinhoso que utilizam, mas a verdade é que esse termo também contribui para a infantilização da pessoa com deficiência, e perpetuar esse discurso é extremamente perigoso; eu sou uma pessoa, eu sou humana, e hoje uma mulher adulta, e quero ser tratada como tal.

Ganhei algumas premiações na escola, em olimpíadas de conhecimento, e ganhei uma bolsa integral em uma faculdade que cursei durante um tempo. Até então eu ouvia comentários sobre eu ser inteligente, estudiosa e dedicada. Obtive o meu diagnóstico tarde, no período dessa faculdade. Tranquei esse curso, e comecei a estudar para ingressar em outro curso, e consegui bolsa integral em 4 universidades. Nesse período, todo mundo já sabia da minha deficiência, e desde então tenho ouvido comentários como "com um laudo até eu passaria em qualquer faculdade", "tem nota boa por causa do laudo", "os professores são obrigados a pegar leve", "claro que consegue, tem direito a tempo a mais na prova"... Nunca precisei usar recursos, e, se tivesse, não teria problema algum porque é uma questão de direito. Foi uma transição muito rápida e assustadora até para mim de como antes eu era reconhecida por meus esforços, e como hoje sou vista apenas por uma deficiência.

Preciso começar esse relato deixando claro como fiquei feliz e ansioso quando tive a notícia que a Prefeitura de Vitória iniciaria uma etapa da campanha de vacinação que contemplaria pessoas autistas. Desde o primeiro momento, com muita felicidade procurei saber tudo que seria necessário e desde já entrei em contato com o meu psiquiatra, que me deu todo o suporte e atenção para poder exercer o meu direito.

CORRENTE ALTERNATIVA

No segundo dia esperando pela abertura de vagas, já com meu laudo diagnóstico e documentos em mãos, consegui marcar minha vacina.

No dia, fui ansioso e muito feliz, sabendo da importância que era ser vacinado (para mim, para a minha família e para a sociedade.) Porém, nem tudo foi tão bom quanto eu esperava.

Ao chegar no local de vacinação, para ir para a sala de triagem era preciso passar por uma mulher que distribuía as senhas. Essa mulher, por sua vez, foi completamente desrespeitosa comigo. Me olhou da cabeça aos pés, perguntou a minha idade e por que que eu seria vacinado. E prontamente eu informei que eu era autista, mostrei minha carteirinha de identificação e meu laudo médico. Mas para ela não era o bastante, já que era carregada de preconceito, e olhou para mim novamente, riu e falou "para mim, ninguém vai te vacinar... mas... Boa sorte".

Essa situação me deixou completamente desnorteado e me fez me questionar de muita coisa. Entrando no local de triagem, como eu já estava desnorteado sensorialmente, fui direto para um local que eu podia sentar. E tudo foi piorando.

O local estava com muita gente e todos falavam muito alto, todo o barulho foi se acumulando em mim e fui sentindo que entraria em crise. Assim que percebi, levantei a mão para uma pessoa e pedi ajuda, mas a partir daí não consegui mais falar.

Minha crise foi se tornando mais severa e meus braços travaram e minhas mãos se fecharam. Eu não conseguia mais me mexer, nem olhar para ninguém, nem falar.

Nesse momento algumas pessoas que trabalhavam vieram até mim, e uma delas viu meu cartão de identificação Autista. E aos poucos me encaminharam para o lado de fora.

Longe do barulho, um médico que estava no local acompanhando sua esposa veio intervir na situação. Compreendendo a situação, ele me deu o espaço necessário esperando que eu conseguisse sair daquela situação de crise. Enquanto isso meus documentos estavam com as agentes de saúde do local.

Em cerca de uma hora eu estava melhor e conseguia falar.

Fui vacinado do lado de fora, que foi excelente não precisar voltar para aquele primeiro lugar. Após a vacina, o médico continuou me acompanhando e depois me levou em casa. O resto do dia eu passei com debilidade na fala, e exausto física e psicologicamente.

> *Uma vez fui a um psicólogo, falei que tinha autismo e apresentei a minha demanda (que não tinha nada a ver com minha deficiência)... bom, depois disso eu passei a consulta inteira ouvindo sobre superar limitações e não enxergar o mundo somente através das limitações. Basicamente entrei com uma demanda, e ela me fez sair com duas naquele dia. Nunca mais retornei, pois a verdade era ela que estava me olhando de acordo com o campo limitado de visão dela. Eu não falei que tinha algum problema e em nenhum momento me sentia incapaz ou limitada, mas as pessoas pensam que, por termos uma deficiência, automaticamente somos limitados.*

Escrever até aqui me deu um imenso trabalho, e acabei levando longos meses para escrever tão pouco. O problema nem foi escrever, mas sim a falta de informação que temos a respeito desse assunto, isso é até um pouco assustador. Para finalizar, acho importante deixar uma carta aberta a você autista, que está lendo este livro neste exato momento:

Carta aberta aos leitores autistas

Bom, gostaria de lhe dizer que não é fácil, e a verdade é que não ficará nem com o tempo. Conforme a gente cresce, o mundo sempre exige mais, mais, mais e mais. Você precisa terminar os estudos, fazer faculdade, mestrado, doutorado, fazer exercícios físicos, cuidar da alimentação, construir uma família, trabalhar, sair com os amigos, e mais um monte de blá-blá-blá que inventaram que você precisa fazer para ser alguém, e olha que é tanta exigência que a verdade é que ninguém consegue cumprir. E obviamente isso acontece com todo mundo, mas nós teremos sempre que caminhar uns dez passos a mais, a gente tem que se esforçar para olhar nos olhos, o barulho dos locais nem sempre é agradável, a iluminação na maioria das vezes é péssima, as pessoas encostando umas nas outras, temos que ser sociáveis, e não só isso, também temos que decifrar as conversas que parecem que foram codificadas em outro idioma, e a lista de coisas que precisamos fazer para ter uma igualdade não tem fim. É cansativo. Acho que, por mais que façamos todo tipo de terapia e treino de habilidades sociais (o que é bem irritante, na maior parte do tempo), aquele sentimento de ser estrangeiro e não pertencer

CORRENTE ALTERNATIVA

a certos lugares continuará ali, e isso parece nunca mudar, e nem espere que um dia vá mudar. Não deveríamos estar correndo atrás de coisas como essas, mas o problema é muito maior que isso, está na forma como a nossa sociedade foi estruturada, sabe? Mas não é sobre isso que quero falar com você. Então vamos conversar...

Muitas vezes acontecem coisas à nossa volta e a gente demora a perceber ou entender o que está de fato acontecendo. Pode ser que você não tenha se identificado com nenhum desses relatos, e fico feliz por isso. Mas também pode ser que você esteja passando por alguma outra situação e ainda não tenha percebido a gravidade dela, e você não perceber não quer dizer que não esteja acontecendo e que não vá lhe trazer sequelas futuramente. E é sobre isso que quero falar: eu não tenho nenhuma fórmula mágica que o faça entender melhor o que acontece à sua volta e que o faça perceber as situações de abuso que podem estar acontecendo ou que tenham risco de acontecer. A gente já sabe que às vezes não entendemos muito bem todas as normas sociais e que elas precisam ser explicadas de forma bem clara, então às vezes as coisas acontecem e nem questionamos muito, nós normalizamos, às vezes para evitar esforços, para não ter que questionar ninguém, para se esconder de tudo. E olha, nós temos muita facilidade em normalizar as coisas, só que nem todas elas estão certas. Eu não sou a melhor pessoa para lhe dizer o que está certo ou errado e se tal coisa é normal, eu não estou aí com você e não sei o que está acontecendo... mas sabe o que não é normal? Sentir um incomodozinho. Se você está incomodado com qualquer coisa/situação, mínima que seja, por favor, saia dela. Aquele amigo chato que vive fazendo piadas, ou talvez um abraço de uma forma estranha que você receba, ou talvez uma ajuda que o deixe desconfortável, uma mensagem com que você se sentiu mal... Sei lá, qualquer coisa que o faça sentir um pouquinho desconfortável ou constrangido, procure alguém de sua confiança, converse, fale sobre. Não é normal se sentir mal. Não é normal, se tira a sua paz. Não é normal, se o faz querer deixar de ir aos lugares. Não é normal sentir medo. Não é normal ter que fazer coisas de que não gosta. Não é normal. Entenda que não está tudo bem e, por favor, DENUNCIE!

Gostaria de lhe dizer que você não está só, e que ele/ela não é a única pessoa neste mundo, não é a única pessoa que vai gostar de você, ele/ela não faz isso porque o ama. A sua vida é sua, totalmente sua. E eu sei que é clichê, mas a gente só vive uma vez... uma única vez, é somente uma chance, e você vai mesmo desperdiçar o seu precioso tempo preso em situações desagradáveis? Você não está só, peça ajuda, DENUNCIE!

143

Referências

BRASIL. Ministério da Saúde. **Notificação de maus-tratos contra crianças e adolescentes pelos profissionais de saúde**: um passo a mais na cidadania em saúde. Brasília: Ministério da Saúde, 2002.

BOBROFF, M. C. C.; MARTINS, J. T. Assédio moral, ética e sofrimento no trabalho. **Revista Bioética**, [s. l.], v. 21, n. 2, p. 251-258, 2013. Disponível em: https://dx.doi.org/10.1590/S1983-80422013000200008. Acesso em: 30 jul. 2022.

CRUZ, D. M. C.; SILVA, J. T.; ALVES, H. C. Evidências sobre violência e deficiência: implicações para futuras pesquisas. **Rev. bras. educ. espec.**, Marília, v. 13, n. 1, p. 131-146, 2007. Disponível em: http://www.scielo.br/scielo.php?script=sci_arttext&pid=S1413-65382007000100009&lng=en&nrm=iso. Acesso em: 16 fev. 2021.

VENTURA, L. A. S. Atlas da violência 2020 não tem informações sobre pessoas com deficiência. **Estadão**, [s. l.], 31 ago. 2020. Disponível em: https://brasil.estadao.com.br/blogs/vencer-limites/atlas-da-violencia-2020-nao-tem-informacoes-sobre-pessoas-com-deficiencia/. Acesso em: 30 jul. 2022.

9
DEPOIMENTOS MÉDICOS

Entrevista com o Dr. Rodrigo Fardin, neurologista infantil

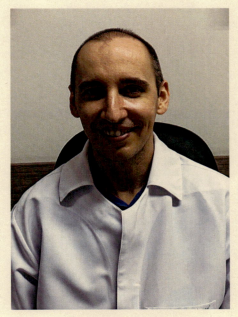

Neuropediatra infantil

    Diagnóstico e tratamento: uma abordagem prática sempre que se comenta sobre transtorno do espectro autista; os primeiros questionamentos são relacionados a qual o melhor exame para diagnóstico e qual a melhor medicação disponível para tratamento.

    O objetivo do capítulo é exatamente esclarecer de maneira simples e prática os sinais mais importantes assim como dificuldades existentes para um diagnóstico correto e precoce, salientando a existência de comorbidades e diagnósticos diferenciais, finalizando com uma exposição sobre o melhor tratamento existente na atualidade.

O diagnóstico de transtorno do espectro autista nem sempre é fácil, porém é de extrema importância que seja realizado de maneira precoce para que o tratamento seja iniciado o mais breve possível.

1. Quais seriam as possíveis causas de um diagnóstico equivocado ou atrasado de TEA?

Há vários fatores envolvidos, desde falta de conhecimento da doença por muitas famílias, falta de melhor formação acadêmica/treinamento de médicos e terapeutas (psicóloga, fonoaudiólogo, terapeuta ocupacional e psicopedagoga); falta de agilidade de educadores no reconhecimento dos sintomas (em especial, em creches e escolas); falta de melhor divulgação, em especial em veículos de comunicação (por exemplo, a televisão); falta de um exame específico para o diagnóstico; além da carência ou dificuldade de acesso a especialistas na área de atuação, como psiquiatras infantis e neurologistas infantis. O diagnóstico do transtorno do espectro autista é essencialmente clínico, baseado no Manual de diagnóstico e estatísticos e transtornos mentais *(DSM-V).*

2. Se existem critérios clínicos estabelecidos, por que às vezes é tão difícil estabelecer um diagnóstico definitivo e precoce?

Como já mencionado, a falta de um exame complementar específico talvez seja o grande desafio. Apesar de existirem critérios bem definidos, a apresentação dos sintomas muitas vezes é gradual e o quadro não é tão típico em uma fase inicial em muitas crianças.

Na prática, a apresentação clínica pode ser nítida já nos primeiros meses de vida quando o lactente (principalmente antes de 1 ano de idade) não demonstra formas habituais de interação social (não sorri quando estimulado, prefere ficar em berço ou cama e não chora querendo ir para o colo da mãe, mantém olhar vago, não possui alguma forma de comunicação verbal, como balbucios e falação, não se fixa a estímulos ambientais, sejam eles sonoros, sejam visuais ou táteis, entre outros). É frequente nessa idade pais irem à consulta referindo apenas a sintomas comórbidos do quadro (transtorno de sono, agitação, irritabilidade, nervosismo, entre outros) sem a percepção de que o sintoma referido na verdade é apenas um dentro do quadro de transtorno do espectro autista. Trata-se apenas da ponta do iceberg.

CORRENTE ALTERNATIVA

Na fase final de lactância (entre 1-2 anos) e nos pré-escolares, os sintomas geralmente são mais evidentes, chamando atenção dos pais e creches/escolas, sendo os encaminhados aos especialistas mais frequentes nessa faixa etária.

Sintomas como atraso na linguagem verbal e não verbal, dificuldade de relacionamento com as outras crianças (dificuldade de interação social), presença de movimentos repetitivos (estereotipados), manias, rituais, obsessões, seletividade alimentar, questões sensoriais como hipersensibilidade a toque e ruídos, entre outros, passam a ser mais evidentes.

Na faixa etária dos escolares, a queixa principal é a dificuldade de aprendizagem, muitas vezes associados a sintomas supracitados na fase pré-escolar.

Na adolescência muitos sintomas do TEA se tornam menos evidentes, especialmente quando abordados com terapias adequadas em idades precoces, sendo mais frequentes as comorbidades. É frequente em consultas os pais referirem queixas de ansiedade, depressão, oscilações de humor, transtorno de sono, abuso de drogas lícitas e ilícitas, problemas de relacionamento e sexualidade, e, quando avaliamos com mais detalhes, verificamos que o diagnóstico novamente é de um transtorno de espectro autista. O sintoma comórbido era apenas mais uma vez a ponta do iceberg.

3. Quais seriam as grandes dificuldades na prática para um diagnóstico correto?

Na prática clínica há várias situações que podem gerar dúvidas no momento do diagnóstico. Como a grande maioria dos quadros de transtorno do espectro autista é de forma leve, uma entrevista detalhada é fundamental. Muitas vezes em uma primeira avaliação, a família não consegue informar adequadamente ou não percebeu ainda tais sintomas; em outras situações a criança possui sinais de alerta, como atraso na linguagem, porém não apresenta os outros critérios para definir o diagnóstico correto; há ainda as crianças pouco estimuladas (excesso de eletrônicos, não frequentam creche, pais superprotetores, pais bilíngues) que muitas vezes apresentam sintomas semelhantes ao TEA; e por fim existem os casos em que as comorbidades chamam mais atenção, levando a vários diagnósticos equivocados antes do diagnóstico final de TEA.

Entre diagnósticos diferenciais e comorbidades mais frequentes, podemos mencionar as dificuldades de comunicação verbal (apraxia, dislalia, mutismo eletivos), dificuldade de aprendizagem, TDAH, ansiedade, transtorno de humor, transtorno de sono, transtorno de sexualidade e abuso de substâncias ilícitas. Não é raro que os pacientes portadores de TEA tenham recebido dois ou três diagnósticos antes do diagnóstico definitivo.

A prevalência de casos de TEA vem aumentando nos últimos anos, muito provavelmente por mudanças nos critérios diagnósticos (DSM-V), maior divulgação do tema em palestras e conferências, acesso mais fácil a informação por via de internet, entre outros.

4. Será que a incidência de TEA realmente aumentou ou está havendo diagnósticos equivocados em excesso?

A incidência realmente aumentou, sendo, atualmente, em torno de 1%. Há várias teorias para explicar tal fato, sendo duas mais importantes, na minha opinião: as mudanças nos critérios clínicos para diagnóstico (DSM_V), englobando pacientes que até o momento não pertenciam à classificação de TEA; desenvolvimento de testes genéticos/moleculares para detecção de patologias que possam ser etiologia/causa do TEA.

Entre as possíveis etiologias de TEA, existem fatores genéticos (que variam de 50-90%, conforme alguns estudos) e fatores ambientais.

É possível um paciente possuir determinada mutação genética que esteja associada ao TEA e nunca manifestar os sintomas clinicamente, portanto o exame genético isolado não possui valor diagnóstico.

Dentre fatores ambientais, ganham destaque as intercorrências pré-natais, peri e pós-natais (em especial, nos primeiros dois anos de vida). Como exemplo, podemos mencionar como fatores de risco pré-natais a falta ou má assistência pré-natal, desnutrição materna, uso de drogas lícitas e ilícitas, doenças metabólicas como diabetes gestacional, sofrimento intrauterino decorrente de hipertensão arterial, infecções. Em relação a fatores perinatais, podemos citar os partos traumáticos.

Em relação a fatores pós-natais: infecções como meningite e encefalites, traumas crânio encefálicos, doenças metabólicas, entre outros.

Em países como o Brasil, os fatores ambientais ainda são bem frequentes e relevantes, devendo ser mais bem abordados pelas autoridades competentes a fim de reduzir impacto na incidência.

CORRENTE ALTERNATIVA

Apesar do aumento real na incidência do TEA, um fato curioso e interessante que vem ocorrendo em paralelo é o aumento de diagnósticos equivocados do quadro de TEA. Há várias questões associadas com as quais me deparo na prática: urgência por parte de escolas de um laudo (correto ou não) com o diagnóstico para que as crianças tenham um atendimento diferenciado, encaminhamentos por alguns profissionais induzindo diagnóstico de TEA e solicitando vários tipos de terapias (como se o diagnóstico e tratamento de TEA fosse algo padronizado para todos os pacientes), a presença de quadros clínicos duvidosos em que a evolução da criança vai revelar de fato se era um quadro de TEA ou de outro diagnóstico com sintomas semelhantes naquela faixa etária.

5. Como classificar se meu filho possui uma forma leve, moderada ou severa?

É de conhecimento público que há várias escalas padronizadas para objetivar algo que muitas vezes, na prática, é subjetivo. É interessante sim o uso de tais escalas de maneira periódica (a cada seis meses ou intervalos mais curtos) para se ter uma ideia objetiva.

Na prática, sempre comento que temos impressões clínicas de gravidade e que tais impressões mudam com a idade da criança (maturidade) e estimulação precoce, ou seja, podemos ter impressão em uma consulta de se tratar de uma criança com TEA moderado e na evolução mudar a impressão para uma forma leve.

Outro aspecto interessante a mencionar é que muitas famílias e escolas possuem uma urgência diagnóstica grande aos primeiros sintomas e necessitam de um documento (laudo) informando o diagnóstico.

Na minha opinião, muitos casos de TEA, principalmente as formas leves, necessitam de avaliações periódicas e multidisciplinares com auxílio de terapia ocupacional, fonoaudiólogo, psicopedagogo e psicólogo para melhor elucidação do caso.

Há uma preocupação muitas vezes excessiva com o diagnóstico, e muitas pessoas esquecem que algumas características apresentadas por crianças, como atraso de linguagem ou comportamentos diferentes, podem na verdade ser apenas uma variação de normalidade (espectro de normalidade).

É frequente famílias realizarem exames complementares, como neuroimagem, exames de sangue dos mais variados e testes genéticos muitas vezes onerosos, quando na verdade poderiam estar empregando tais recursos em tratamento. Os exames complementares existem para investigar possíveis causas associadas ao TEA, e na maioria das vezes um exame físico bem realizado orientará a necessidade de realização ou não.

Em resumo, o diagnóstico de TEA é clínico baseado no DSM-V, nem sempre fácil em um primeiro atendimento, muitas vezes necessitando avaliação periódica e evolutiva além de apoio multidisciplinar.

6. Como tratar uma criança com TEA?

Antes de tratar uma criança com diagnóstico ou suspeita de TEA, o mais importante é entender que o tratamento deve ser individual, voltado para as deficiências e potencialidades que a criança demanda.

É frequente ouvir em consultório relatos de pacientes que usam várias medicações e realizam várias terapias sem evolução ou melhora do quadro. É primordial conhecer a criança como indivíduo para direcionar o melhor tratamento disponível.

O tratamento do espectro autista necessita de uma equipe multidisciplinar composta por psicólogos, terapeutas ocupacionais, fonoaudiólogos, entre outros. Como já mencionado, o tratamento não deve ser generalizado, como se houvesse uma receita pronta de terapias e medicações para tratamento.

Alguns pacientes vão necessitar apenas de fonoaudiólogo, ou de psicólogo, enquanto outros podem necessitar de várias terapias. Ainda sobre as terapias, vale lembrar que um determinado paciente pode precisar de fonoaudiólogo e terapia ocupacional em uma determinada idade, e psicólogo em outra fase da vida, ou seja, as terapias devem ser avaliadas individualmente conforme demanda, e não como receita pronta.

7. Qual a melhor medicação para tratamento de TEA?

Não há uma medicação específica para tratamento de TEA. O que existem são medicações de várias classes, desde antidepressivos, ansiolíticos, neurolépticos, anti-hipertensivos, entre

CORRENTE ALTERNATIVA

outros, que servem apenas para tratamento de comorbidades ou sintomas-alvo (agressividade, ansiedade, sono, oscilação de humor, epilepsia, hiperatividade, desatenção, entre outros).

8. Por que uma medicação faz efeito em um paciente e não faz em outro?

O uso de medicamentos serve para tratamento de sinto-mas-alvo. O uso de medicamentos deveria ser criterioso, destinado a pacientes em que tais sintomas atrapalhem o seu desenvolvimento nas terapias e na vida acadêmica. Às vezes as comorbidades são tão intensas que o paciente não consegue evoluir mesmo com terapias adequadas.

O uso de medicamentos deveria ser pelo menor período possível e conforme necessidade avaliada periodicamente. Em algum momento da vida, o paciente pode ter benefícios com alguma medicação, porém a imensa maioria necessitará apenas de terapias.

9. Seria interessante o uso de dietas especiais ou complexos vitamínicos?

Não há comprovação científica de melhora ou cura de TEA com dietas isentas de glúten ou sem lactose, imunomodula-dores, ozonioterapia, complexos vitamínicos e várias outras substâncias.

Se o paciente tiver realmente intolerância à lactose, doença celíaca ou alguma patologia comprovada que demande, por exemplo, suspensão de algum alimento, aí sim teria indicação, mas não para tratar TEA. Não esquecer que esses pacientes já possuem uma seletividade alimentar e a suspensão de algum alimento às vezes pode contribuir ainda mais para isso.

Outro ponto é que, além de desnecessários, os complexos vitamínicos e terapias alternativas são onerosos.

10. O derivado da maconha realmente funciona para tratar TEA?

O canabidiol, assim como outras medicações, não trata o TEA. O tratamento, como já dito, é baseado em terapias multidisciplinares. O canabidiol é mais uma medicação que serve para tratamento de sintomas-alvo, como ansiedade, transtorno de sono, agressividade, agitação, entre outros.

Existem várias formas de apresentação no mercado, sendo umas de qualidade melhor, porém mais onerosas. Assim como outras medicações, o paciente pode ter uma resposta melhor ou pior, duradoura ou transitória, dependendo principalmente de estar assistido com terapias adequadas.

11. O que você acha da terapia *Applied Behavior Analysis* (ABA)?

As análises comportamentais aplicadas, como ABA, TEACCH [Treatment and Education of Autistic and Related Communication Handicapped Children], PECs [Picture Exchange Communication System] e outras consistem no padrão-ouro para tratamento de TEA, assim como para outras patologias do neurodesenvolvimento.

A minha análise crítica é o uso generalizado e sem critérios do uso de tal terapia. Como já mencionado, a maioria dos pacientes terá benefícios com terapias convencionais bem realizadas. O problema é que as terapias convencionais geralmente são realizadas de maneira inadequada (curta duração e periodicidade).

Hoje vivemos um momento em que as terapias aplicadas do comportamento vêm sendo usadas sem critérios e para vários pacientes com formas leves que não terão benefícios maiores do que terapias convencionais.

Trata-se de uma modalidade onerosa de terapia e que, quando bem indicada, traz resultados muito bons, porém hoje ela vem sendo usada muito mais com fins lucrativos por clínicas do que pela real necessidade.

12. Em termos de tratamento, o que há de melhor?

O melhor tratamento é aquele realizado para tratar ou diminuir as deficiências e estimular as potencialidades, ou seja, individualizado. O tratamento deve ser baseado em terapias já citadas e conforme a necessidade, com profissionais treinados e que consigam estabelecer um bom vínculo com o paciente e a família, visto que esta é parte fundamental do tratamento. O uso de medicamentos deve ser criterioso e usado apenas para sintomas-alvo/comorbidades.

A minha mensagem prática é que sempre fiquem atentos à possibilidade do diagnóstico de TEA, façam uma análise detalhada da família e das rotinas da criança (em especial, abuso de eletrônicos) e, sempre que houver suspeita de TEA, inicie estimulação precoce com terapias que julgar necessário e encaminhe para melhor avaliação. Nunca espere uma criança com suspeita de TEA chegar ao especialista, pois pode demorar meses ou anos. Se houver suspeita, estimule precocemente.

Depoimento da psiquiatra infantil Fernanda Mappa

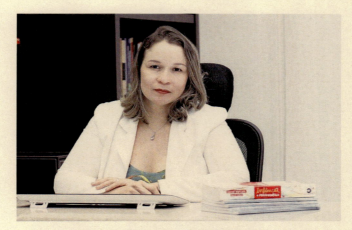

Psiquiatra-geral e psiquiatra da infância e adolescência pelo IMPP/RJ; médica psiquiatra analista CEFT/Geaf/Sesa; coordenadora do Internato de Saúde Mental da Faculdade de Medicina Multivix

A busca incessante por conhecimento no que tange aos marcos esperados no neurodesenvolvimento deve ser o norteador de uma conduta médica de excelência. Não pelo diagnóstico per se, mas pelo diagnóstico como catalisador de boas práticas que trarão benefícios para que se alcance o pleno desenvolvimento, não em busca obrigatoriamente do ideal, mas em busca do real para aquela criança dentro do que é possível para ela, já que é um ser único em sua singularidade.

E, parafraseando a escritora chilena Gabriela Mistral, ganhadora do Nobel de Literatura:

> *Somos culpados de muitos erros e faltas, porém nosso pior crime é o abandono das crianças, negando-lhes a fonte da vida. Muitas das coisas de que necessitamos podem esperar. A criança não pode. Agora é o momento em que seus ossos estão se formando, seu sangue também o está e seus sentidos estão se desenvolvendo. A ela não podemos responder "amanhã". Seu nome é hoje.*

Depoimento do psiquiatra Dr. Gabriel Bessa

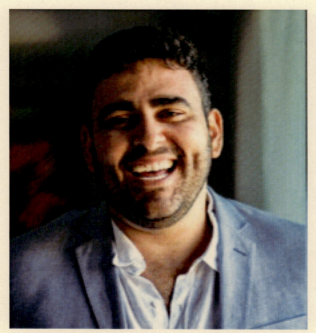

Psiquiatra-geral e psiquiatra da infância e adolescência, preceptor de Psiquiatria pela Faculdade Multivix, diretor técnico da Clínica Vivência

> *Há cerca de dois anos, eu tive o presente de conhecer a Leila… comecei a trabalhar na Clínica Despertar e logo estávamos lado a lado cuidando de várias pessoas … ela sempre altiva, acolhedora, clara, gigante, em todas as partes da clínica e com um ouvido e olhos em todos os cantos. Lá com ela comecei*

a aprender a como realmente acolher e ajudar um autista. Na realidade, aprendi a reconhecer um autista de forma mais ampla, de percebê-lo, e também lá fui perguntado, pela Leila, se eu sabia que eu era um autista ... pra mim foi uma pergunta que abriu pra mim um mundo inteiro! Lá me reconheci autista, e tem sido muito forte esta descoberta até hoje. Tinha um olhar preconceituoso sobre o autismo. Logo associava a algum tipo de retardo mental, de atraso global no desenvolvimento... lá percebi que o autista, como eu, tem dificuldades no perceber o mundo social ... de várias formas e estou aprendendo a cada dia ... do nosso encontro pra cá, me sinto muito mais forte, feliz, quem sabe ... Leila desenvolveu uma forma de cuidar do autista de uma maneira peculiar, acolhedora, identificando e desenvolvendo as fragilidades de cada um ... levando força para cada um ... foi e está sendo assim comigo também. Sou eternamente grato ao encontro que a vida me deu e admiro muito a força, dedicação e amor que a Leila e a Hedna têm no cuidado destas pessoas que tanto foram incompreendidas mundo afora. Obrigado, e as minhas melhores energias! Esperança que nossa parceria dure por toda a eternidade. Gratidão.

10

COMENTÁRIOS FINAIS

Chegamos ao fim do livro, mas os relatos de pessoas com transtorno do espectro autista continuam em nosso grupo e nas nossas sessões de psicoterapia.

Lemos e relemos este livro. Chorávamos e às vezes, com um sorriso bobo no canto da boca, conversávamos sobre nossa trajetória com essas e outras pessoas incríveis. No meio de nossas lembranças, veio uma frase: "Falar sem aspas, amar sem interrogações, sonhar sem reticências e viver sem pensar no ponto final" (Charles Chaplin).

Sim, este livro não será o ponto final para os relatos das pessoas, das famílias e dos profissionais. Será um olhar diferenciado para um transtorno de que muito se fala e pouco se conhece. Teremos uma visão do autismo de um outro prisma, observando as pessoas e suas dificuldades e habilidades, olhando a cena na terceira pessoa, visualizando possibilidades. Saber que autista não tem cara, entender que o diagnóstico não foi errôneo só porque a pessoa não lembra um personagem de filme ou série e, principalmente, lembrar que a pessoa que possui um diagnóstico de autista passou por profissionais qualificados e situações sociais de indignação, de sofrimento, e o laudo representa fechar um ciclo de angústias, ter resposta para suas dificuldades e, principalmente, receber o tratamento adequado.

Existe uma letra de música, "Mais uma vez", do Legião Urbana, que sempre gostamos de escutar:

> Mas é claro que o sol vai voltar amanhã
>
> Mais uma vez, eu sei
>
> Escuridão já vi pior, de endoidecer gente sã
>
> Espera que o sol já vem.
>
> Nunca deixe que lhe digam que não vale a pena
>
> Acreditar no sonho que se tem

Ou que seus planos nunca vão dar certo

Ou que você nunca vai ser alguém

Tem gente que machuca os outros

Tem gente que não sabe amar

Mas eu sei que um dia a gente aprende

Se você quiser alguém em quem confiar

Confie em si mesmo

Quem acredita sempre alcança...

Quem acredita sempre alcança...

Quem acredita sempre alcança...

Quem acredita sempre alcança...

Acreditamos que a leitura deste livro e de outras fontes de informações poderá fornecer caminhos para que nos tornemos melhores profissionais, melhores pessoas, melhores companheiros.

Queremos crer ainda que a leitura dessas pequenas palavras e desses grandes depoimentos possam lhe trazer reflexões na trajetória de sua vida, possibilitando que você reveja seus conceitos e preconceitos.

Que este livro possa contribuir para que você faça a diferença na relação intra e interpessoal na convivência neste planeta, acreditando em possibilidades e alcançando melhores resultados.

Com choros e risos, queremos agradecer a sua leitura.

Abraços de
Hedna, Leila e Thais.